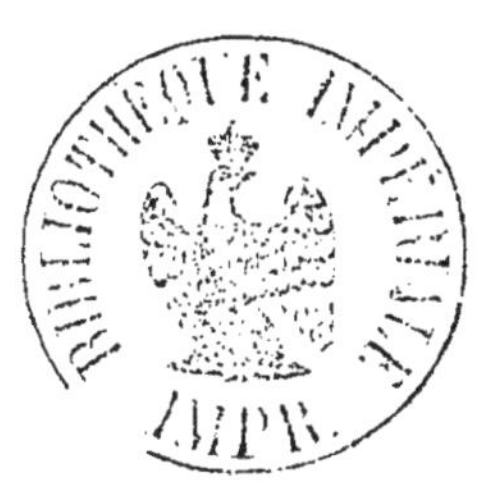

DU TRAITEMENT

PRÉSERVATIF ET CURATIF

DE LA

PHTHISIE PULMONAIRE.

(1)

Paris. -- Imprimerie de TERZUOLO,
rue Madame, 5o.

DU TRAITEMENT

PRÉSERVATIF ET CURATIF

DE LA

PHTHISIE PULMONAIRE,

PAR

LE Dr AMÉDÉE LATOUR,

Rédacteur en chef de la *Gazette des Médecins-Praticiens.*

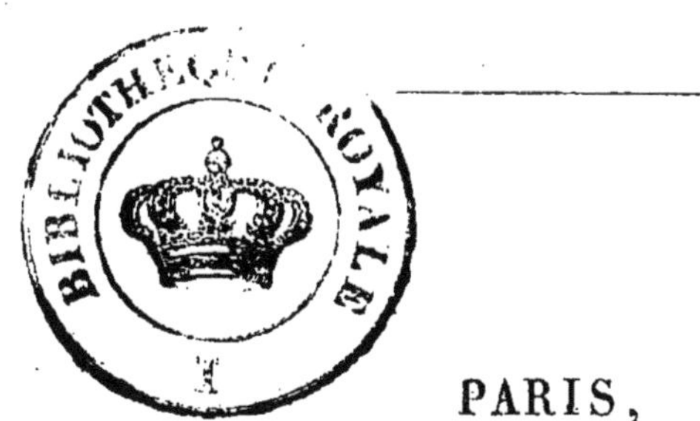

PARIS,

AUX BUREAUX

DE LA GAZETTE DES MÉDECINS-PRATICIENS,

20, RUE MADAME.

1840.

PRÉFACE.

Ceci n'est point un traité complet de
la phthisie pulmonaire. Comme le titre
l'indique, ce n'est que l'exposition simple et succincte de mes idées sur le traitement de cette maladie, et le récit de
quelques faits qui appuient mes opinions.
Je n'ai donc voulu publier dans ce moment que la partie thérapeutique de mon
travail sur la phthisie, réservant pour
d'autres circonstances et pour d'autres
communications le résultat de mes études sur l'étiologie, le diagnostic et l'anatomie pathologique de cette affection.

TABLE.

DU TRAITEMENT

PRÉSERVATIF ET CURATIF

DE LA

PHTHISIE PULMONAIRE,

CONSIDÉRATIONS PRÉLIMINAIRES.

Avant d'exposer, avec tous les détails que comporte ce sujet important, les moyens prophylactiques et curatifs que nous opposons à la phthisie pulmonaire, il nous a semblé indispensable de faire connaître en peu de mots nos opinions sur la nature de cette cruelle maladie, car ce sont elles qui nous ont déterminé à oser essayer un médicament dont le hasard seul nous a révélé la puissance, et par suite à généraliser une médication dont nous nous proposons dans ce travail de prouver l'efficacité.

Si l'on veut, en effet, soustraire la thérapeutique de cette affection à l'empirisme, au joug des théories et des systèmes, aux caprices et aux bizarreries de la polypharmacie, aux conséquences stériles et décourageantes fournies par l'anatomie pathologique, ce n'est que par une étude approfondie et par une connaissance parfaite de la nature de la phthisie pulmonaire que ces résultats seront obtenus, comme aussi ces deux conditions seules conduiront nécessairement à des indications thérapeutiques rationnelles, et à une prophylaxie certaine. N'est-il pas évident que, d'après les opinions que l'on se forme de la nature des maladies, on a recours à telles méthodes thérapeutiques? N'est-il pas évident que si ces opinions sont erronées, les moyens curatifs doivent être inutiles quand ils ne sont pas nuisibles? Ces propositions sont tellement bannales que ce serait faire injure à nos lecteurs en cherchant à les développer. Ils savent bien que toute la pathologie roule sur ce pivot; que c'est à cet élément de la science que se rattachent toutes les questions pratiques, dogmatiques et historiques léguées de siècle en siècle à l'investigation des médecins.

Ici se placerait à merveille l'historique de toutes les opinions qui ont eu cours dans la science, depuis Hippocrate jusqu'à nous, sur la nature de la phthisie pulmonaire. Cette revue rétrospective n'est certainement pas dénuée d'intérêt; il y a plus de profit qu'on ne pense à chercher dans le passé les éléments, le germe pour ainsi dire des idées nouvelles, et pour la phthisie pulmonaire plus peut-être que pour tout autre maladie, les recherches historiques apprennent qu'un grand nombre de médecins qui nous ont précédés, quoiqu'ils fussent privés des lumières de l'anatomie pathologique et des secours du diagnostic, avaient cependant sur la nature de cette affection des idées plus raisonnables et plus rapprochées de la vérité que quelques modernes, à qui ces notions sont familières. Mais ces recherches pour les rendre complètes et utiles nous entraineraient beaucoup trop loin. Chemin faisant, nous aurons plus d'une occasion d'abriter nos opinions sous l'autorité de quelques noms respectables.

La phthisie pulmonaire est primitivement une maladie générale. Cette proposition, long-temps méconnue, souvent contestée, entre aujourd'hui de force dans le domaine de la science. Parmi les modernes, celui des médecins qui l'a soutenue avec le plus de puissance, qui l'a le plus appuyée de preuves nombreuses et satisfaisantes, la justice nous fait un devoir de dire que c'est M. Roche. Son excellent article *Phthisie*, dans le Dictionnaire en quinze volumes, a éveillé l'attention sur ce fait de pathogénie, et pour notre compte, bien avant que nos études médicales eussent pris la direction qu'elles ont eue depuis, nous avions long-temps et souvent réfléchi sur les considérations importantes que cet article soulève en foule. C'est même à la préoccupation toute particulière qu'il avait opéré sur notre esprit que nous dûmes de nous arrêter avec une sorte de prévision consolante à l'idée que le chlorure de sodium devait en effet produire sur l'économie une de ces actions générales qui la modifient de fond en comble, résultat demandé par M. Roche comme condition essentielle de tout traitement rationnel de la phthisie pulmonaire. Dans l'ouvrage tout récent de M. Fournet, ouvrage si riche de recherches intéressantes et si complet sur le diagnostic de la phthisie pulmonaire, les mêmes opinions ont été longuement et puissamment développées, de sorte qu'aujourd'hui, pour les esprits les plus avancés, la phthisie pulmonaire dans son essence, dans sa nature, dans sa pathogénie en un mot, n'est plus considérée que comme une maladie générale donnant lieu a des phénomènes locaux.

Quelle est cette affection générale? Ce n'est évidemment qu'une altération de la nutrition. L'étude des causes sous l'influence desquelles se développe la phthisie pulmonaire démontre que presque toujours c'est à des causes générales, à celles qui portent leur action sur l'individu tout entier, qu'il faut rapporter l'apparition des premiers phénomènes morbides. Ainsi l'hérédité, l'habitation long-temps continuée dans un espace étroit et dans un air vicié, dans des climats froids et humides; les passions tristes, les excès vénériens et alcooliques, les fatigues physiques, une alimentation insuffisante et malsaine , etc., etc., tels sont les éléments générateurs de la diathèse tuberculeuse en général, et de celle des poumons en particulier. Or, toutes ces causes sont le plus favorables possible pour produire à la longue une altération dans la nutrition ; toutes portent en elles une tendance à la faiblesse, à la débilitation, à une perversion particulière des mouvements organiques, phénomènes qui altèrent le sang de manière à le prédisposer à l'élaboration et à la sécrétion de la matière tuberculeuse, et qui disposent les organes, et parmi eux principalement les poumons, à la pénétration et à l'infiltration de cette matière tuberculeuse.

La nature intime de cette altération particulière du sang nous est à peu près inconnue. Des recherches modernes, il semblerait résulter que cette altération consiste dans une diminution des globules rouges du sang, dans la perte de ses qualités stimulantes, et dans l'augmentation de la quantité du sérum. Remarquons que s'il est vrai de dire

que cette altération du sang se rencontre dans
d'autres conditions morbides que la cachexie tuberculeuse, ce n'est néanmoins que dans celles
qui ont aussi profondément altéré la constitution
tout entière, et chez les individus dont la nutrition
et par suite tout l'organisme ont souffert de graves
atteintes.

De ces considérations succinctesil découle déjà
que le traitement rationnel et philosophique de la
phthisie pulmonaire doit s'adresser d'abord, et par
dessus tout, à cet élément général de la maladie,
à cette altération de la nutrition et du sang dont
les phénomènes locaux ne sont que le résultat.

Il s'ensuit encore que cette maladie générale
est essentiellement hyposthénique, et qu'elle
doit être combattue par les moyens sthéniques et
corroborants.

Il n'en est pas de même des phénomènes locaux. Le développement de ceux-ci est dû presque toujours à des causes locales, qui presque
constamment exercent leur action, tantôt sur le
tissu séreux, tantôt sur le tissu muqueux, tantôt

sur le tissu parenchymateux de l'appareil respiratoire. Ces causes sont celles qui produisent l'irritation, l'inflammation ; elles déterminent sur les
poumons une excitation locale qui appelle le travail de tuberculisation dont l'imminence est toujours présente, par suite de la prédisposition
générale, et dont le sang porte avec lui les matériaux.

Cet élément local de la phthisie pulmonaire est
essentiellement sthénique, et réclame des moyens
de traitement entièrement opposés à ceux par
lesquels on combat l'élément général.

Donc la phthisie pulmonaire n'est point une
maladie simple à laquelle un traitement unique
doive être appliqué. C'est au contraire une affection souvent complexe qui réclame alors une thérapeutique complexe, puisqu'elle reconnaît deux
ordres de causes et qu'elle présente deux ordres
d'états morbides, opposés autant par leur siége
que par leur nature : élément général hyposthénique, qu'il faut combattre par des moyens propres à fortifier, à corroborer l'organisme ; élé-

ment local sthénique, qui réclame une médication antiphlogistique et surtout dérivative. Ces deux éléments de la maladie qui nous occupe, existant en même temps, constituent l'état complet de la phthisie. C'est dans ces cas, les plus nombreux sans contredit, que notre art présente de grandes difficultés, qu'une attention soutenue, qu'une prudente et sage réserve, qu'une patience de tous les instants, peuvent seules surmonter. En effet, ces deux éléments en présence exigeant des moyens opposés, c'est à la sagacité du médecin de combiner ses ressources thérapeutiques de telle sorte que ce qu'il prescrira contre l'élément général ne vienne retentir défavorablement sur l'élément local, et que celui-ci à son tour ne soit pas combattu par une médication qui ne ferait qu'agraver l'élément général. C'est précisément parce qu'on n'a pas assez tenu compte de cet état complexe de la phthisie, que la thérapeutique de cette cruelle affection a présenté jusqu'ici tant de vague et d'incertitude. Les uns n'ont vu que l'élément général, sans s'inquiéter des phénomènes

locaux dont l'importance ne doit jamais être per-
due de vue. Les autres, et ce sont de beaucoup
les plus nombreux, n'ont été impressionnés que
par l'élément local, sans remonter à sa cause première et pathogénique. De ces deux manières
étroites d'envisager la phthisie pulmonaire, il ne
pouvait évidemment résulter qu'une thérapeutique incomplète, presque toujours inutile, souvent nuisible.

D'ailleurs, ce n'est point seulement la présence
simultanée de ces deux éléments de la maladie, ce
n'est point non plus la prédominence de l'un sur
l'autre, qui rend si difficile et si compliqué le traitement de la phthisie pulmonaire. D'autres difficultés surgissent encore des circonstances d'indi-
vidualité propres aux malades, de leur tempérament, de la cause héréditaire ou acquise de la
maladie, de sa marche aiguë ou chronique, des
complications qu'elle peut présenter, d'une in-
finité d'autres conditions dont un médecin expéri-
menté sait tenir compte, et qui souvent apportent
des modifications importantes dans le traitement,

quand la nature du problème thérapentique à résoudre n'est pas entièrement changée.

Cependant c'est au traitement général que le médecin doit surtout donner son attention. C'est lui qui est appelé à combattre la cause première de la maladie, cause dont l'action est incessante et progressive. Sans lui, dit M. Fournet, que nous sommes heureux de rencontrer au nombre des partisans des opinions que nous venons d'émettre, le traitement local resterait sans effet, car celui-ci est au premier ce que l'élément général de la maladie est à son élément local.

Ces idées succinctes suffiront pour légitimer l'ordre que nous allons suivre dans l'exposé du traitement de la phthisie pulmonaire, et l'étendue proportionnelle que nous allons donner aux moyens prophylactiques et curatifs de l'élément général de cette cruelle affection.

CHAPITRE PREMIER.

TRAITEMENT HYGIÉNIQUE.

S'il est démontré que l'altération générale qui produit la tuberculisation pulmonaire résulte de causes pertubatrices générales, il devient évident que les moyens hygiéniques doivent jouer un grand rôle dans le traitement de la phthisie pulmonaire, et que c'est à eux qu'il faut surtout demander les modifications organiques propres à enrayer la marche de cette affection, ou à favoriser l'action du traitement médicamenteux. Le phthisique, en effet, ou celui qui est prédisposé à le devenir, doit vivre d'une vie particulière. Tout ce qui l'entoure exerce une influence plus ou moins grande sur son organisme. Son habitation, l'air qu'il respire, les vêtements qui le couvrent, les aliments dont il se nourrit, la profession qu'il exerce, tout, en un mot, vient retentir plus ou moins directement sur ses poumons, éveiller ou assoupir une prédisposition héréditaire ou acquise, activer ou ralentir la marche de sa maladie, lui donner enfin une terminaison fatale ou heureuse. Il est donc de la plus haute importance de surveiller avec le plus grand soin les conditions hygiéniques dans lesquelles vivent les malades, car leur influence est de tous les instants, et sans elles nulle amélioration ne saurait être espérée. Nous allons les passer successivement en revue, en indiquant celles qui conviennent à l'époque de simple prédisposition, ou de phthisie imminente, et à celle des divers degrés ou périodes de la phthisie confirmée.

§ I. *Habitation.*

On ne peut révoquer en doute l'influence de l'habitation sur la production de la phthisie pulmonaire : les lieux bas, humides et froids, qui ne reçoivent jamais ni les rayons du soleil, ni les mouvements des vents, influencent de la manière la plus directe et la plus fâcheuse la marche de la phthisie pulmonaire. J'ai vu des familles entières s'éteindre par la tuberculisation, dans des huttes creusées à plusieurs pieds au-dessous du niveau du sol, construites en murs de terre, et recouvertes d'un chaume à moitié pourri qui donnait passage aux infiltrations des eaux pluviales.

L'habitation du phthisique doit être située au midi ou au levant; assez spacieuse et bien percée pour que l'air y soit toujours pur, facilement renouvelable, et que les rayons du soleil y puissent pénétrer. Ce qu'il doit éviter avec le plus grand soin c'est l'humidité; aussi recherchera-t-il les lieux médiocrement élevés, des habitations construites sur un sol sec, où l'air et les rayons du jour puissent aisément pénétrer. Il est bien certain que l'habitation a une immense influence sur la tuberculisation; elle n'est aussi fréquente dans les grandes villes et parmi les classes pauvres de la société que parce qu'à toutes les autres conditions anti-hygiéniques qu'elles présentent, elles joignent l'habitation dans les lieux humides, mal aérés et mal éclairés. L'insolation est une condition indispensable de la santé. Sans elle l'homme, comme la plante, languit et s'étiole ; aussi est-ce avec une véritable douleur que le médecin philanthrope voit l'administration s'occuper aussi peu de cette partie importante de l'hygiène publique, et laisser la cupidité d'un grand nombre de propriétaires élever des constructions dans lesquelles les pauvres gens qui les habitent ne voient jamais les rayons du soleil, et ont à peine assez d'air pour ne pas périr d'asphyxie.

Quand la phthisie reconnaît pour cause l'habitation prolongée dans des lieux bas, humides et froids, mal aérés et peu accessibles aux rayons du soleil, le simple changement dans des lieux à conditions opposées suffit quelquefois pour enrayer la marche de la maladie. Un jeune artiste peintre habitait, rue de Bussi, une petite chambre située au fond d'une cour froide et humide, et où le soleil ne pénétrait jamais. Quand il réclama nos soins il offrait tous les signes rationnels de la phthisie au premier degré. De nos prescriptions ce jeune homme n'a pu suivre que celle qui était relative au changement d'habitation. Après deux mois de séjour dans la rue de l'Ouest, dans une chambre bien aérée, près du jardin du Luxembourg, ce jeune homme s'est entièrement rétabli, tous les symptômes inquiétants se sont dissipés, et il a repris ses forces et son embonpoint. Quelques autres faits de ce genre, dont nous avons été témoin, nous ont engagé à ne jamais prescrire, dans ces circonstances, un traitement pharmaceutique avant que quinze ou vingt jours se soient écoulés depuis le changement d'habitation. Si des modifications avantageuses sont survenues pendant ce temps, nous abandonnons la cure aux soins de la nature, et nous n'avons recours au traitement médicamenteux que lorsqu'elle est impuissante ou muette.

Certaines précautions sont nécessaires relativement à ce changement d'habitation. Nous avons remarqué que sur certains malades, quand ce changement se faisait brusquement et par une transition subite d'un lieu complètement antihygiénique à un lieu sain, ils en éprouvaient des accidents plus ou moins graves. Nous ne conseillons pas, par exemple, à un phthisique qui habite une rue étroite de Paris, une chambre malsaine, de se transporter tout de suite à la campagne. La pureté et la vivacité de l'air peuvent occasionner des congestions pulmonaires qui compliquent et aggravent la position des phthisiques. Il est prudent d'opérer ce changement par gradation et de passer peu à peu et successivement dans des conditions autres que celles où on se trouve. Nous aurons souvent occasion de faire cette remarque à propos de toutes les autres conditions hygiéniques.

§ II. *Climats.*

Cette question est très-importante, et, pour l'étudier autant qu'il est en nous, nous allons présenter les résultats fournis par l'observation et par la statistique, sur la fréquence de la phthisie pulmonaire, suivant les climats.

La phthisie pulmonaire a été observée dans tous les pays ; sa fréquence seule varie. Du 60e degré latitude nord au 50e, elle est assez rare, car, sur 1,000 décès, on n'en trouve à peu près que 53 dus à la phthisie. Du 50e au 45e elle augmente de fréquence. Ainsi, à Vienne, sur 1,000 décès la phthisie en compte 114, à Munich 107, à Berlin 71, à Londres 436; à Paris un cinquième des décès est dû à la phthisie pulmonaire. Du 45e au 35e degré, à Marseille, cette maladie enlève un quart des malades; à Philadelphie un huitième; à Nice, dont le climat est si vanté, et où vont séjourner tant de phthisiques, un septième; à Gênes, un sixième; à Naples un huitième; à Milan et à Rome, un vingtième. Elle exerce, en général, de très-grands ravages sur tout le littoral de la Méditerranée.

En s'approchant de l'équateur, entre le 20e degré et le 10e, elle est commune aux Antilles, où elle sévit principalement sur les nègres. Elle est fréquente à Madrid, à Gibraltar, à Lisbonne, et, chose remarquable, elle est, dit-on, à peine connue sur le littoral africain. A Malte, dans l'archipel de la Méditerranée, elle fait de grands ravages. Quand les flottes anglaises parcourent ces parages, et y séjournent, les individus à poitrine délicate y succombent à la phthisie.

Elle exerce de grands ravages dans l'archipel Indien, aux îles Maurice, de France, et aux Indes orientales.

Quoi qu'il en soit de ces résultats, qui prouvent que la phthisie peut se développer sous toutes les latitudes, il est incontestable que les climats froids et secs, ou chauds et secs, jouissent aussi de cette funeste influence, témoin la fréquence des tubercules à Naples et à Marseille. Le minimum de fréquence se trouve dans les climats à température douce.

M. Benoiston de Châteauneuf a exposé un résultat curieux sur les décès des soldats, pris dans le nord, dans le midi et au centre de la France. Son relevé porte sur un espace de six ans; en voici le tableau :

	Décès.	Phthisiques.
Soldats nés dans le nord. . .	3742	296
Id. dans le centre. .	7165	526
Id. dans le midi. . .	4375	361

D'où il suivrait que le maximum de fréquence des tubercules pulmonaires serait pour la France méridionale.

Les tubercules se développent avec beaucoup de facilité sur les individus qui, d'un pays chaud et sec, passent dans un pays froid et humide. Ainsi l'île de Ceylan a, relativement à l'intérieur de l'Afrique, un climat froid et humide; aussi les nègres qui y arrivent sont-ils moissonnés par la tuberculisation. Les Européens, au contraire, qui passent à un pays plus chaud, y sont sujets à la dyssenterie. Ces mêmes remarques ont été faites par M. Broussais, qui a constaté que les mêmes régiments français fournissaient en Hollande une bien plus forte proportion de phthisiques qu'en Espagne et en Italie, et par le docteur Clot-Bey, qui a remarqué que les tubercules pulmonaires, très-rares en Égypte, ne se développent guère que chez les nègres du Sennaar, qui, de la brûlante Nubie, se trouvent sous la température plus douce du nord de l'Afrique. Presque tous les animaux qui nous viennent des contrées équatoriales, renfermés dans nos ménageries, y succombent à la tuberculisation pulmonaire.

De ces documents il faut conclure, contrairement à l'opinion qui a long-temps régné, savoir, que la production de la phthisie est en raison directe de l'abaissement de la température, en raison inverse de son élévation, qu'elle est plus en proportion des variations de la température plus ou moins brusques et irrégulières qu'en proportion de son degré.

Il faut encore conclure que c'est une pratique irrationnelle, et en dehors des faits acquis, d'envoyer les phthisiques, indistinctement, dans les pays chauds, sans tenir compte des diverses localités où la température est uniforme ou irrégulière.

Enfin il faut surtout conclure que l'étude de l'influence des climats sur la production et sur la marche de la phthisie pulmonaire est encore fort incomplète, et que ce sujet intéressant demande de nouvelles recherches. En 1837, l'Académie royale de Médecine, sur la rapport de M. Louis, a envoyé à tous ses correspondants, disséminés sur tous les points du globe, une instruction accompagnée de tableaux devant servir à recueillir des matériaux propres à éclairer ce point important d'hygiène et de pathologie. Nous ne savons pas si les correspondants ont répondu au vœu de l'Académie, mais il n'en a plus été question depuis cette époque. L'Académie s'occupa de ce sujet à l'occasion d'un mémoire qui lui fut adressé par M. le docteur Costallaz, dans lequel ce médecin, frappé de la rareté de la phthisie pulmonaire à Alger, demandait que le gouvernement établît un hôpital dans ce pays uniquement consacré aux phthisiques. Des renseignements exacts manquent encore pour décider si véritablement le climat d'Alger est favorable à la guérison de la phthisie. M. Chervin, à qui j'ai demandé des renseignements sur le sujet important de l'influence des climats sur la production de la phthisie pulmonaire, a bien voulu m'adresser la lettre suivante :

Monsieur et très-honoré confrère ,

Vous désirez que je vous fournisse les renseignements que j'ai pu recueillir pendant mes voyages, relativement à l'influence des climats sur la production, sur la marche et sur la guérison de la phthisie pulmonaire. Je le fais avec bien du plaisir; mais malheureusement ces renseignements ne sont ni aussi nombreux ni aussi précis que je le désirerais.

J'ai visité, dans le Nouveau-Monde, Cayenne, les Guyanes française, hollandaise et anglaise; à très-peu d'exceptions près, toutes les îles dont se compose l'archipel des Antilles et le littoral des États-Unis de l'Amérique du Nord, depuis la Nouvelle-Orléans jusqu'à Portland, dans l'État du Maine.

Dans les régions basses des tropiques que j'ai parcourues, le thermomètre de Réaumur marque toute l'année à peu près de 20 à 25°; il ne descend plus bas que dans les derniers jours de décembre et les premiers jours de janvier, et ce n'est que pendant quelques heures, avant le lever du soleil. Ainsi, par exemple, à la Guadeloupe, qui est située par les 16° de latitude nord, le mercure descend quelquefois, dans la nuit, aux époques indiquées, à 16° de Réaumur ; mais aussitôt que le soleil est sur l'horizon, le mercure commence à monter et marque généralement, dans l'après-midi, de 20 à 25°, et même au-delà.

A la Havane, qui est située par les 23° de latitude nord, j'ai vu, vers la fin de décembre 1819 et le commencement de janvier 1820, le thermomètre de Réaumur marquer, à 5 ou 6 heures du matin, 12° au-dessus de zéro. Il faisait du reste très-chaud dans le courant de la journée.

Nonobstant la température assez élevée du climat des Antilles, de la Guyane et de Cayenne, la phthisie pulmonaire est assez commune dans ces contrées, bien qu'elle y soit cependant moins fréquente qu'en France ; mais sa marche est, en général, plus lente dans les régions basses des tropiques que dans nos climats. Il n'y a que pendant le règne des vents de nord-est, c'est-à-dire en novembre, décembre et janvier, que la maladie fait des progrès rapides dans les lieux exposés à l'action de ces vents, qui déterminent beaucoup de maladies de poitrine et aggravent celles qui existent déjà. Je ne saurais dire dans quelle proportion est, dans les Antilles, la mortalité causée par la phthisie pulmonaire. Il n'est parvenu à ma connaissance aucun cas de guérison, ni dans ces contrées ni dans aucune autre.

La fréquence et la gravité de la phthisie pulmonaire n'est pas la même dans toute l'étendue des États-Unis d'Amérique. Cette maladie est très-commune et a une marche très-rapide dans les États de l'Est, qui sont le Maine, le New-Hampshire, Vermont, le Massachusetts, Rhode-Island et le Connecticut. Elle se présente moins fréquemment et elle parcourt ses différentes périodes avec moins de rapidité dans les États du Milieu (New-York, New-Jersey, Pennsylvanie, Delaware et Maryland) que dans ceux de l'Est. Enfin, elle est moins commune et a une marche plus lente dans les divers États qui forment le Sud de l'Union-Américaine, savoir :

la Virginie, la Caroline du Nord, la Caroline du Sud, la Géorgie, l'Alabama, le Mississipi, la Louisiane et le territoire des Florides. — Ainsi, vous voyez, monsieur et très-honoré confrère, que l'influence d'une température froide, et surtout extrêmement variable, sur la production et la marche de la phthisie pulmonaire, est très-marquée aux États-unis d'Amérique.

Un membre de l'Académie royale de Médecine, M. Gérardin, a prétendu que la fréquence de cette maladie, dans les États de l'Union, était due au grand usage qu'on y fait du calomel dans le traitement de diverses maladies (1); mais c'est une erreur des plus matérielles; car on emploie ce remède aussi fréquemment et à aussi hautes doses dans la États du Sud que dans ceux de l'Est, et néanmoins la phthisie pulmonaire y est infiniment moins fréquente, et elle y parcourt ses périodes avec beaucoup moins de rapidité. Si les maladies de poitrine sont plus communes parmi les habitants de l'Amérique du Nord que dans l'A-

(1) *Mémoires sur la Fièvre Jaune,* p. 14.

mérique du Sud et en Europe, cela tient évidemment à la rigueur et à l'inconstance du climat;
mais ces affections ne moissonnent point « la ma-
jeure partie de la jeunesse américaine », comme
l'affirme M. Gérardin. — Elles donnent, suivant
les localités, environ le quart de la somme totale
des décès, et cela n'a point lieu dans le Sud de
l'Union, où beaucoup d'habitants des États de
l'Est et des États du Milieu vont passer l'hiver,
pour éviter les maladies de l'appareil respiratoire,
qui les tourmentent chez eux à cette époque de
l'année, ou du moins pour en diminuer l'intensité
et le danger. Il y en a qui vont aussi à l'île de
Cuba dans le même but.

D'après des tables de la mortalité à New-York,
pendant cinq années, de 1804 à 1808, environ la
cinquième partie des décès a été causée par la
phthisie pulmonaire. En ajoutant à ce chiffre, dit le
professeur Mittchill (1), le nombre des morts oc-
casionnées par les autres maladies des poumons,
cela forme un peu plus d'un quart de la somme

____

(1) *New-York Med. Repository*, vol 11, p. 33, et vol. 13, p. 335.

totale des décès. A Porstmouth , qui est plus au nord, la mortalité causée, en 1807, par les maladies des poumons, a été également d'un peu plus d'un quart (1). A Philadelphie, de 1807 à 1828 inclusivement, la proportion des décès déterminés par la phthisie pulmonaire a été d'environ un sur six et demi du nombre total des morts, non compris les enfants mort-nés (2). Le docteur David Usack estime que dans les États-Unis cette maladie augmente le nombre total des décès d'un sixième au moins (3).

D'après M. le docteur Johnson, à Charleston, dans la Caroline du Sud, le nombre des morts causées par la phthisie pulmonaire et la *débilité* s'élève, terme moyen, à un peu moins d'un sixième, et ce médecin fait remarquer que beaucoup de ces morts ont lieu chez des malades qui leur viennent des États du Nord, pour jouir de la douceur de leur climat pendant l'hiver. » Bien » que nous éprouvions, dit-il, des changements

(1) *New-York Med. Repository,* vol. 9, p. 283, et vol. 11, p. 311.
(2) *The North American Med. and Surg. Jour.,* vol. 7. th. p.
(3) *The American Medical and Philosophical Register,* vol. 4, th. p.

» de température grands et subits, notre climat
» est certainement plus favorable aux affections
» des poumons, que dans les États de l'Est et du
» milieu, car même à New-York ces maladies
» fournissent d'un quart à un tiers de la morta-
» lité (1). »

En 1800, le nombre total des morts fut, à
Charleston, de 807, dont 145 furent détermi-
nées par la phthisie et 6 par l'inflammation (aiguë) des poumons (*the inflammation of the lungs*),
ce qui donne pour ces maladies, à peu près,
1 décès sur 5 et demi, et le bureau de santé a
soin de faire observer que les morts causées par
la phthisie pulmonaire eurent lieu généralement
parmi les étrangers qui s'étaient rendus à Charleston dans la vue d'améliorer leur santé (2). Par
leur position géographique, les contrées situées
au sud de Charleston doivent être encore plus
favorisées sous le rapport des maladies dont nous
parlons.

(1) *New-York, Med. Repos.*, vol. 11, p. 407.
(2) *The consumptions were generally among* strangs, *who came here
for the benefit of their heuth.* (Voir *The Southern Patriat.* du 26 janvier
1821.)

Enfin, d'après les tables de statistique médicale, publiées par MM. les docteurs Niles et Russ, la mortalité causée par la phthisie pulmonaire à New-York, à Baltimore, à Boston et à Philadelphie, pendant une suite d'années, a été, terme moyen, dans la proportion d'un à six trois centièmes, et la mortalité causée par les autres maladies des poumons a été dans la proportion d'un à quatre quatre-vingt-trois centièmes (1).

On voit par les faits que je viens d'exposer que, bien que la phthisie pulmonaire soit une maladie fort commune aux États-Unis d'Amérique, elle l'est cependant beaucoup moins dans les États du Sud que dans ceux du milieu et surtout dans ceux de l'Est, ce qui prouve évidemment l'influence du climat dans la production de cette fatale maladie, qui ferait certainement beaucoup moins de victimes si les habitants de ce pays, et surtout les femmes, avaient soin de se prémunir contre les intempéries des saisons et les variations subites et extrêmes de la température. On

(1) *Médical Statistics*, etc., table xvi.

éprouve parfois aux États-Unis les quatre saisons dans l'espace de vingt-quatre heures, et les personnes d'une constitution faible et dont la poitrine est très-irritable, résistent difficilement à des transitions aussi brusques du chaud au froid. Étant à la Nouvelle-Orléans, le jour de Pâques 1820, je vis le mercure éprouver un abaissement de quarante-un à quarante-deux degrés du thermomètre de Fahrenheit, dans un espace de douze à quinze heures. En avril 1821, me trouvant à Washington-City, j'y fus témoin d'un abaissement de température aussi très-considérable, dans un temps très-court; et ces transitions rapides ne sont pas les plus marquées que l'on ait observées.

Si de l'Amérique du Nord nous passons maintenant dans le midi de l'Espagne, nous y trouverons un climat bien plus stable et beaucoup plus doux. J'ai demeuré près de deux années consécutives dans ce pays, en 1823 et 1824, et j'y suis resté environ cinq mois, en 1828 et 1829, comme membre de la commission médicale que le gouvernement français envoya à Gibraltar à cette époque. Les renseignements que je me suis procurés pendant ces deux voyages prouvent que la phthisie pulmonaire n'est point rare dans le midi de la péninsule espagnole, malgré la douceur et la stabilité du climat; elle est surtout très-commune à Gibraltar. Voici comment M. le docteur Hennen s'exprime à cet égard : « Des différences d'opinion peuvent s'élever sur le type des fièvres, mais il ne peut y en avoir aucune au sujet des affections pulmonaires, qui sont si fréquentes à Gibraltar, qu'on les a nommées la *vraie endémie* de ce rocher. Les effets du climat, en aggravant ces maladies, se montrèrent, en 1817, d'une manière bien lamentable, dans les quatre régiments des Indes-Occidentales, arrivés depuis peu des Iles-du-Vent. Les cas de véritable phthisie sont très-communs et marchent avec rapidité à leur terminaison inévitablement fatale; mais c'est un fait fort curieux que, sur la côte de Barbarie opposée, cette maladie est presque inconnue (1).

(1) *Jketches of the Medical Topography of the Mediterranean, com-*

Les renseignements que je me suis procurés et les observations que j'ai été à même de faire pendant mon séjour à Gibraltar, s'accordent avec ce que dit ici le docteur Hennen sur la fréquence de la phthisie pulmonaire dans cette localité. Vous pouvez d'ailleurs voir, monsieur et très-honoré confrère, le nombre de phthisiques qui ont été traités à l'hôpital civil de Gibraltar, depuis la fondation de cet établissement, en 1815, jusqu'au 20 décembre 1825, inclusivement, dans le premier des quatre tableaux placés à la fin d'une brochure que je joins à ma lettre. Vous verrez aussi par le quatrième tableau le nombre de phthisiques qui ont été traités hors de cet hôpital, pendant le même espace de temps, par les médecins et chirurgiens de cet établissement. Vous trouverez, au surplus, dans l'ouvrage du docteur Hennen, que je joins également à ma lettre, des détails assez étendus sur la fréquence de la phthisie pulmonaire dans les îles Ioniennes et à Malte.

prising an account of Gibraltar, the Joniam Islands and Gibraltar,
p. 10.

Je n'ai, du reste, aucune autre donnée statistique sur la fréquence de la phthisie pulmonaire dans le midi de l'Espagne; mais je sais que cette maladie y est assez commune et qu'on la regarde comme étant contagieuse, opinion qui donne lieu à des mesures bien funestes pour les malades. Il arrive souvent que, lorsqu'un phthisique est sur le point de succomber, on enlève de sa chambre tous les meubles de quelque valeur, pour qu'ils ne soient pas brûlés après sa mort. Jugez des terribles effets qu'une semblable pratique doit produire sur l'esprit du malheureux patient.

Tels sont, monsieur et très-honoré confrère, les renseignements que je puis vous fournir relativement à l'influence des climats sur la production et la marche de la phthisie pulmonaire; je regrette qu'ils ne soient ni plus précis ni plus positifs, mais je puis vous assurer que je suis bien convaincu, d'après tous les faits qui sont parvenus à ma connaissance, que le climat du midi de l'Europe est loin d'être aussi favorable aux phthisiques qu'on le croit généralement. Je suis d'accord sur ce point avec les docteurs Clarke et Hennen.

Recevez, je vous prie, avec mes regrets, l'assurance de la parfaite considération avec laquelle j'ai l'honneur d'être,

Monsieur et très-honoré confrère, votre tout dévoué serviteur,

CHERVIN, D. M.

Cependant, dans quels climats convient-il d'envoyer les phthisiques auxquels leur état de fortune permet les voyages et le déplacement? Nous ne pouvons, sur ce point, invoquer notre expérience personnelle; les conseils que nous avons donnés à cet égard remontent à un espace de temps trop court pour qu'il nous soit permis d'en tirer des conséquences pratiques. Nous dirons seulement que, sur un groupe assez considérable de malades atteints à peu près tous au même degré, ceux qui se sont retirés aux environs de Paris, tels que la vallée de Montmorency, la vallée d'Aulnay, et autres sites, se sont aussi bien trouvés de ce petit déplacement que ceux qui ont quitté la France pour aller en Italie. Les uns et les autres, il est vrai, ont suivi le traitement pharmaceutique que nous leur avions prescrit, de sorte qu'il nous paraît impossible de dire si c'est aux remèdes ou au changement de climat que leur amélioration doit être rapportée. Dans le *Cours de Pathologie* de M. Andral, que nous avons publié, ce professeur s'exprime ainsi : « Le midi de la France ne doit être conseillé que pour l'hiver, car l'été y est mortel aux phthisiques. Évitez Marseille, tout le littoral de la Méditerranée; évitez Montpellier, Pau, Bayonne. Les îles d'Hyères jouissent d'une grande réputation, elles sont préservées du vent du nord, et un grand nombre de phthisiques y viennent tous les ans, non pas y trouver la guérison complète de leur mal, mais un prolongement plus ou moins long à leur existence. Nice, intermédiaire entre le midi de la France et l'Italie, a, de tout temps, aussi attiré un très-grand nombre de malades. Nous pensons que c'est bien à tort que les médecins

conseillent le séjour de cette ville, car les variations de température y sont assez fréquentes, et
il y a un grand nombre de phthisiques indigènes.
Le séjour aux Pyrénées ne devra avoir lieu que
pendant l'été.

» L'habitation en Italie ne doit pas être conseillée d'une manière générale et absolue, car
elle a des climats variables dus au voisinage de la
mer et des hautes montagnes. Les bords de la mer
y sont pernicieux aux phthisiques; dans l'intérieur de l'Italie, le climat est moins sec, moins
âcre, moins desséchant pour le poumon. Vous
conseillerez donc de fuir le littoral de l'Italie, de
fuir Gènes et Naples, malgré leur grande renom-
mée. Florence est peut-être encore plus funeste
aux phthisiques. Le séjour de Rome leur est, au
contraire, très-favorable, surtout dans la première période, surtout encore s'il y a irritabilité
pulmonaire. Vous conseillerez aux malades d'aller à Rome vers octobre, d'y passer l'hiver, d'en
sortir au mois de mai pour se diriger vers le nord
de l'Italie, pour passer quelque temps au-delà

des Apennins, autour du lac Majeur; de parcou-
rir la Suisse; de traverser les Alpes au Mont-
Blanc, et d'aller finir l'été à Lucques ou à Sienne,
villes très-favorables aux phthisiques pendant
l'été.

» L'île de Madère réunit toutes les conditions
favorables aux phthisiques; le séjour dans ce pays
doit avoir surtout une grande influence sur les
personnes seulement menacées de tubercules pulmonaires. Pendant l'hiver il y a douze degrés de
chaleur de plus qu'en Italie et qu'en Provence,
et l'été y est moins chaud que dans ces deux
pays; il y est surtout moins variable. La différence moyenne n'y est que de deux degrés, elle
est de quatre en Italie et en Provence. La température y varie très-peu; la moyenne des variations n'y est que d'un degré; il n'y a que 73 jours
pluvieux : il y en a 167 à Rome.

» Les phthisiques se trouvent mal du séjour
sur les hautes montagnes : la diminution de la pe-
santeur atmosphérique donne une accélération
notable à la respiration. L'air des bois, pendant

la chaleur, leur est, au contraire, fort utile. »

Nous le reconnaissons, ces indications sont bien vagues et surtout insuffisantes pour déterminer dans ses conseils un médecin consciencieux. Toutes les recherches qu'il nous a été possible de faire à cet égard ne nous ont rien appris de plus certain ; ce sujet, malgré de nombreux écrits, nous semble vierge encore. Il ne s'agit pas tant, en effet, de savoir si la phthisie est une maladie de tous les climats et de toutes les latitudes, chose qui paraît aujourd'hui bien démontrée ; mais bien de savoir ce que deviennent les phthisiques d'un climat envoyés dans un autre, en un mot de savoir quelle est l'influence des climats, non pas sur la production de la phthisie, mais sur sa marche, sur sa guérison. M. le docteur Dujat, qui a publié un travail intéressant sur ce sujet (*Gazette Méd.*, 3 février 1838), s'exprime ainsi à l'égard des pays chauds : « Ceux qui l'ont contractée (la phthisie) sous l'influence d'un climat froid se trouvent très-bien du séjour des pays chauds. Parmi les phthisiques des hôpitaux de Rio, j'ai remarqué proportionnément très-peu d'Européens arrivés depuis peu d'années. Des Brésiliens et des habitants des Antilles m'ont confirmé dans cette opinion, que la phthisie fait de nombreuses victimes parmi les créoles et bien peu parmi les Européens. » M. Levacher, qui a long-temps habité les Antilles, dit dans son ouvrage (*Guide médical aux Antilles*) : « Si d'un côté je voyais la phthisie exercer ses ravages sur les créoles, je me convainquis d'autre part que ses progrès se ralentissaient sur les Européens qui venaient habiter parmi nous. Ceux-ci reprenaient une nouvelle existence; ils vivaient plusieurs années sans ressentir aucun symptôme de leur maladie; plusieurs pouvaient partir et présenter tous les caractères d'une guérison apparente; ils pouvaient même guérir. » Enfin J. Copland ajoute : « Les personnes très-disposées à la phthisie, ou qui sont déjà arrivées à la première période de l'affection, trouveront dans le séjour des Indes occidentales une des mesures prophylactiques sur laquelle ils peuvent le mieux compter. »

Quant à l'île de Madère, où les médecins anglais envoient en grand nombre les phthisiques, voici un relevé qui pourra fixer l'opinion sur l'efficacité de son climat.

PREMIER TABLEAU : *Cas de phthisie confirmée.*

Nombre de cas. 47
Individus morts pendant les six mois de leur
    arrivée à Madère. 32
Individus retournés en Europe pendant l'été,
    et morts. 6
Individus restés dans l'île et morts plus tard. . . 6
Individus dont on n'a pas entendu parler. . . 3

                            Total. . . 47

DEUXIÈME TABLEAU : *Phthisie commençante.*

Nombre de cas. 35
Individus soulagés à leur départ de l'île, et
    dont on a eu ultérieurement de bonnes
    nouvelles. 26
Individus soulagés, mais perdus de vue. . . . 5
Individus morts depuis. 4

                            Total. . . 35

De ces tableaux il faudrait conclure (conclusion formulée déjà par Bayle, M. Andral, Four-

net, et la plupart des auteurs anciens et modernes) que les voyages et le séjour dans les pays
chauds ne sont profitables que dans la première
période de la phthisie pulmonaire, et qu'à une
époque avancée de la maladie il est inutile et souvent nuisible de faire voyager les malades.

Du reste, l'expérience constante et générale de
tous les médecins a établi que dans les maladies
de longue durée, le déplacement, le changement
de lieu, étaient avantageux. Dans les premiers
temps de la phthisie, à cette époque de la maladie que Clarcke a désignée sous le nom de *cachexie tuberculeuse*, les voyages continués pendant quelques mois, mais en plein air, et non
dans des voitures fermées, disposés de telle sorte
qu'il soit possible de s'arrêter tous les deux jours,
non pour se reposer, mais, comme le dit M. Dujat, pour alterner l'exercice actif de la marche
avec l'exercice passif de la voiture, des voyages
ainsi faits sont très-utiles, et plusieurs malades
n'ont dû leur salut qu'à ce moyen.

Notre honorable ami M. Fournet a écrit une

belle page sur l'utilité des voyages. Nous ne ré-
sistons pas au plaisir de la reproduire : « Indé-
pendamment de la considération du changement
de climat, les voyages, considérés d'une manière
générale, ont de grands avantages pour les personnes menacées de phthisie, ou atteintes du
premier degré de cette affection. Ils font une heureuse diversion dans la vie morale et physique de
ces personnes. La triste monotonie, compagne ordinaire de la vie étroite et recluse, l'inquiète ré-
flexion, le sentiment de l'impuissance, qui sans
cesse se présente à côté du désir de faire, contri-
buent beaucoup à faire naître et à entretenir cet
état d'allanguissement général des fonctions que
présentent les phthisiques sédentaires, et qui est
une des circonstances les plus favorables à l'ac-
croissement successif de la cachexie tuberculeuse
et de la phthisie pulmonaire. En voyage, au contraire, le changement fréquent de sensations ranime à chaque moment, et aiguillonne, les fonctions du système nerveux; attirée à l'extérieur,
par la variété des objets qui se succèdent, la ré-

flexion se déploie sur ces objets, elle prend leur teinte gaie, leur caractère mobile ; la sensibilité du malade renaît aux douceurs de la vie ; une salutaire activité se répand dans tout son être ; chaque fonction prend sa part de cette heureuse stimulation. L'estomac est moins difficile sur le choix des aliments ; l'assimilation est plus complète et plus facile ; les organes respiratoires supportent un air plus pur et plus varié dans sa température ; la respiration semble se faire mieux ; la circulation s'active par l'exercice ; la légère fatigue du jour rend plus profond le sommeil de la nuit. Cette grande impressionnabilité morbide aux excitants extérieurs, qui sans cesse réveillait dans la pensée du malade le sentiment de sa faiblesse, diminue chaque jour et laisse rentrer dans son esprit des pensées d'avenir. Enfin, de l'avis de presque tous les observateurs qui ont étudié cette question, et parmi eux je m'empresse de citer le docteur Johnson, la vie de voyage est favorable aux phthisiques du premier degré et aux personnes menacées de le devenir. Mais ces voyages ne doivent être entrepris que dans la saison de l'été, au moins dans nos climats ; et on ne doit pas oublier qu'ils ne peuvent être salutaires qu'à la condition de s'entourer de tous les soins d'hygiène que j'indique dans les chapitres qui précèdent ou qui suivent. Malheureusement il n'y a que les personnes riches qui puissent user de ce moyen. L'observation, l'expérience, mettent à peu près au même rang d'utilité les voyages par terre et par mer. » (*Recherches cliniques sur l'Auscultation*, etc., p. 850.)

Nous ne partageons pas entièrement cette dernière opinion de M. Fournet, sur le degré pareil d'utilité des voyages par terre et par mer. Nous sommes autorisé à penser, par plusieurs faits rapportés par des auteurs dignes de foi, et par ceux que nous avons eu occasion d'observer nous-même, que les voyages sur mer ont un bien plus haut degré d'utilité que les voyages sur terre. Guilchrist, qui a publié un livre curieux sur ce sujet, cite des exemples très-remarquables de consomption pulmonaire très-bien guérie après

une navigation plus ou moins longue. M. le docteur Dujat leur reconnaissait aussi d'incontestables avantages : « Les longues navigations, dit-
il, qui, en quelques semaines, font passer par
des latitudes si différentes, sont très-salutaires
aux personnes maladives : l'air à la mer est plus
pur, plus agité; on y reste exposé tout le jour; il
agit peut-être plus de cette manière qu'en vertu
de principes particuliers qu'il contiendrait (1). Le
mouvement du navire produit une légère excitation de tout le système; le mal de mer des premiers jours du voyage donne lieu à une perturba-
tion qui devient très-favorable à la digestion. Il
est d'observation qu'excepté le petit nombre de
personnes qui ne peuvent s'habituer au mouvement du navire, les autres se trouvent très-bien
du séjour à la mer, bien que la nourriture ne
soit pas toujours succulente, et qu'elle soit même
très-mauvaise pour les matelots, tant il est vrai

(1) Cela n'est pas démontré; il est très-remarquable que Gilchrist ait
attribué le bien-être des phthisiques pendant la navigation à la respiration d'un air tout imprégné de molécules salines. Nous reviendrons plus
bas sur ce point.

que l'exercice et le bon air peuvent y suppléer.

» Les rhumes sont très-rares dans les hautes mers; c'est un fait reconnu par tous les marins: Gilchrist l'avait déjà constaté; mais lorsqu'on arrive sur la sonde ils commencent à se manifester. Non-seulement les voyages de mer sont avantageux dans la cachexie tuberculeuse, mais aussi ils suspendent les progrès de la phthisie confirmée. Mon ami le docteur Pichorel a fait un voyage au Bengale avec un officier de navire marchand, qui, malgré son état phthisique assez avancé, a été embarqué sur l'assurance donnée par le docteur Huet, chirurgien de la marine au Havre, que le voyage, loin d'augmenter les symptômes, arrêterait la marche de la phthisie. En effet, à son arrivée à Calcutta, après quatre mois de mer, cet homme se trouva beaucoup mieux. Pendant son séjour aux Indes, la maladie a repris sa marche progressive, et pendant le trajet de retour, son état est resté stationnaire; il est revenu mourir chez lui. Nous avons ramené de Rio-de-Janeiro un matelot phthisique que plusieurs médecins avaient jugé ne pouvoir vivre jusqu'à la fin du voyage. Il avait des signes évidents de caverne au sommet du poumon gauche ; les sueurs étaient abondantes, la faiblesse très-grande. Cet homme s'est mieux trouvé dès le moment de son embarquement ; il a repris un peu de force ; son appétit est devenu vif ; il mangeait plus que je ne lui accordais ; plusieurs fois les symptômes de la phthisie ont reparu plus graves à la suite d'indigestion avec vomissements et diarrhée ; cependant, malgré ces circonstances fâcheuses, à notre arrivée au Havre il était mieux qu'au départ. » (*Loco cit.*)

M. le comte de C..., âgé de trente-quatre ans, phthisique au premier degré, après avoir successivement séjourné aux îles d'Hières, à Nice, à Pise et à Naples, et cela sans de grands avantages, se décida, sur mes conseils, à entreprendre un voyage sur mer. Assez peu confiant en ce moyen, et dégoûté d'ailleurs de tous les essais infructueux qu'il avait tentés jusqu'alors, ce n'est qu'avec répugnance et sur les pressantes instances de sa famille qu'il partit, au mois de juin dernier, pour leur voyage sur les paquebots à vapeur que le gouvernement français expédie de Marseille dans les ports de la Méditerranée. Ce voyage, coupé par des relâches à Livourne, Constantinople, Athènes, Alexandrie, etc., etc., a produit une modification extrêmement heureuse sur son état. Ce malade a repris ses forces et son embonpoint, l'appétit est revenu, tous les symptômes graves ont disparu; depuis son retour, la santé de M. le comte de C... est à peu près parfaite.

M. K..., artiste graveur distingué, s'est très-bien porté pendant un voyage à Hambourg qu'il s'est déterminé à faire d'après mes conseils.

En résumé, il est fort difficile de désigner aux malades les climats qu'ils devront habiter.

Dans les conseils que le médecin est appelé à donner, il faut qu'il tienne compte de l'état plus ou moins avancé de la maladie. Malgré quelques observations rapportées par les auteurs, il est très-dangereux en général de déplacer un phthisique à la dernière période de la maladie.

Le passage brusque d'un pays froid dans un

pays chaud n'est pas sans danger. La condition la plus favorable serait une transition ménagée.

Les grandes chaleurs de l'été de Naples, et de presque tout le littoral de la Méditerranée, sont fatales aux phthisiques.

Les malades qui habitent les grandes villes, et des quartiers peu aérés, se trouvent tout aussi bien du séjour de la campagne que du séjour à Nice, Gènes, etc.

Les voyages sur terre et sur mer, et surtout ces derniers, paraissent avoir une influence heureuse sur la marche de la phthisie pulmonaire.

Cette influence sera d'autant plus marquée que la maladie sera plus rapprochée de l'époque de son début.

Les avantages du séjour dans les climats chauds, et des voyages, seront presque toujours certains quand les malades en seront encore à l'état de prédisposition ou de cachexie tuberculeuse.

§ III. *Vêtements.*

Le phthisique, ou celui qui est prédisposé à le devenir, doit être couvert de flanelle de la tête aux pieds, et dans toutes les saisons. Il doit avoir le plus grand soin de ne pas garder des vêtements humides ou mouillés, et de changer les vêtements immédiatement appliqués sur la peau aussitôt qu'ils ont été pénétrés par la transpiration. Le froid aux extrémités est fatal aux phthisiques; aussi doivent-ils être très-soigneux de bien couvrir leurs pieds et de n'y endurer longtemps ni le froid ni l'humidité. Ils devront ne jamais se découvrir alors qu'ils ont chaud, comme aussi ne mettre des vêtements plus légers que lorsque le retour du froid n'est plus à craindre et que la saison d'été est décidément fixée. Il est toujours imprudent de rester dans sa chambre légèrement couvert pendant qu'on s'occupe des soins de la toilette; les phthisiques doivent soigneusement éviter cette imprudence et éloigner toutes les causes productrices des rhumes.

§ IV. *Exercices physiques, intellectuels.*

Les individus prédisposés à la tuberculisation pulmonaire sont en général remarquables par un allanguissement du système locomoteur, qui les rend apathiques, indolents; le mouvement, l'exercice leur répugnent; ils passeraient volontiers la plus grande partie du jour dans leur lit, ou sur un fauteuil. Nous ne craignons pas de dire que la trop grande condescendance qu'on porte généralement aux désirs de ces individus, hâte la production et la marche de la maladie dont ils portent le germe. C'est surtout à cette époque que les exercices physiques jouissent de grands avantages et qu'il convient d'y soumettre ceux qui, par la nature de leur constitution, par des conditions d'hérédité, par des circonstances quelconques, sont dans la période d'imminence de la phthisie. Malheureusement tout est à faire sur ce sujet. Nous manquons de documents certains pour prescrire, avec quelque apparence de raison,

tels ou tels exercices ; nous ne savons pas jusqu'à
quel point ils doivent être poussés, sur quelles
parties du système locomoteur il faut porter l'action physique. Depuis quelques années la gym-
nastique a été introduite dans les maisons d'éducation ; c'est un progrès qu'il faut louer. Mais, il
importe de le dire, ce progrès ne donne pas tous
les résultats qu'on devait en attendre. Nous
croyons que cela tient à ce qu'en général les
exercices gymnastiques sont prescrits sans intel-
ligence, et sans connaissance des médications
qu'ils sont appelés à remplir. Le système vicieux
d'éducation intellectuelle donné à tous les esprits,
sans distinction de leurs aptitudes diverses, est
également suivi dans ce qu'on pourrait appeler
l'éducation physique donnée à toutes les organisations, sans distinction de leurs forces diverses.
Entrez dans un pensionnat, au moment où les
élèves s'exercent aux jeux gymnastiques ; n'est-il
pas vrai que vous verrez cet enfant faible et ché-
tif faire les efforts les plus énergiques pour produire ce que celui-ci, fort et vigoureux, produit

en se jouant? N'est-il pas vrai qu'on exige d'un tempérament débile ce qu'on obtient facilement d'un tempérament dur et robuste? Et pense-t-on que ce qui n'est pour l'un qu'un amusement agréable et utile ne soit pas pour l'autre une fatigue nuisible? Rien ne serait plus utile qu'une surveillance active et éclairée, exercée sur les conditions physiques auxquelles il faudrait soumettre les enfants livrés à l'éducation commune. L'université entretient à grands frais des inspecteurs chargés de constater l'état intellectuel des élèves qui se confient à elle; rien de mieux assurément. Mais ne serait-il pas tout aussi utile qu'elle chargeât aussi des médecins inspecteurs de lui rendre compte de l'état physique de ces mêmes élèves et des conditions hygiéniques auxquelles il faudrait les assujettir? L'amélioration des races, la beauté des générations, la rareté et peut-être même l'extinction totale de l'affreuse maladie qui nous occupe, sont étroitement liés aux mesures que pourrait prendre l'administration, et au zèle, aux lumières et au dévouement qu'elle trouverait auprès des médecins.

Le moyen d'exercice dont l'efficacité a été le plus vantée est l'équitation. On sait que Sydenham avait en lui la plus grande confiance, et qu'il n'a pas hésité à lui attribuer les cures les plus merveilleuses. Sur l'autorité de ce praticien célèbre, l'équitation a été généralement conseillée, et il est encore aujourd'hui peu de médecins qui ne la prescrivent à leurs malades. Cependant elle ne convient pas indistinctement à toutes les périodes de la maladie, et elle exige quelques précautions. Il faut se garder d'y avoir recours après que le malade vient d'avoir un crachement de sang; il est d'observation que cet exercice ramène une hémoptysie récente et qu'il est préjudiciable aux malades qui en sont fréquemment atteints. L'équitation sera surtout utile dans la période d'imminence et alors que les symptômes locaux ne sont pas encore bien développés. Plus tard, quand une grande partie des poumons est envahie par les tubercules, quand surtout il existe des cavernes, l'équitation n'est pas seulement inutile, elle est dangereuse.

Dans tous les cas, l'exercice du cheval doit être pris avec modération ; ce ne sont pas des *courses* qu'il faut faire, mais de petites promenades fréquemment répétées, et au pas du cheval que l'on monte qui produira le moins de secousses.

A toutes les époques de la maladie, tant que les malades auront assez de forces pour sortir, de petites promenades vers le milieu du jour, au grand air et au soleil, leur seront infiniment utiles. La vie sédentaire, le séjour prolongé dans la même chambre, la privation de tout exercice, sont des conditions complétement défavorables aux phthisiques. Mais, encore ici, les conditions opposées seront d'autant plus utiles qu'on y aura soumis les malades plus tôt.

Exercices intellectuels. Les phthisiques doivent s'abstenir de tout travail intellectuel prolongé. Ce n'est point que nous leur défendions toute occupation de l'esprit ; au contraire, l'oisiveté les prédispose à la tristesse, l'ennui qu'ils en éprouvent augmente leur malaise et les rend plus attentifs et plus inquiets sur leur état de ma-

ladie. Mais ils ne doivent pas se livrer à une con-
tention d'esprit trop forte ; le mathématicien doit
oublier ses formules, le poète, sa muse, pour se
livrer à quelque étude attrayante et facile, à une
lecture qui intéresse sans émouvoir, à un jeu qui
plaise sans captiver l'attention.

Sur les enfants chez lesquels on a à craindre la
prédisposition tuberculeuse, l'éducation intellectuelle demande les plus grands soins. C'est vers
l'organisation physique plutôt que vers les forces
du cerveau qu'il faut diriger les tendances de l'enfant. Il sera toujours temps de cultiver son esprit, mais il n'est pas toujours temps de fortifier
son corps. Cette observation est d'autant plus
utile que, par une coïncidence fatalement fréquente, les enfants prédisposés à la phthisie sont
remarquables par une aptitude intellectuelle très-
grande, et par la précocité de leur entendement.
Qui n'a vu de ces petits phénomènes d'intelli-
gence, la joie et l'orgueil de leurs parents, s'al-
languir et s'étioler vers l'époque de la puberté et
mourir dans les premiers temps de l'adolescence ?

Quelles amères douleurs les mères ne s'épargne-
raient-elles pas si leur tendresse, plus éclairée,
dirigeait leur sollicitude plus sur le développement physique que sur le développement intellectuel de leurs enfants! Et pourquoi faut-
il que ceux qui président aux destinées des
peuples ne se souviennent pas plus souvent, dans
leurs lois sur l'éducation, de ce précepte de
l'antique sagesse : *Mens sana in corpore sano!*

§ V. *Professions.*

Il est incontestable que certaines professions
prédisposent à la phthisie. D'après M. Benoiston
de Châteauneuf, celles qui seraient le plus exposées à cette affection sont celles d'amidonnier, de
boulanger, de charbonnier, de fort des halles, de
chiffonnier, de cotonneuse, de fileuse et de devi-
deuse. Dans les professions exposées à respirer l'air
chargé de molécules minérales, celles de carrier,
de plâtrier et de maçon sont, d'après cet auteur, celles qui présentent le plus grand nombre
de phthisiques. Les doreurs sur métaux et les

ouvriers en plomb en fournissent un bon nombre; enfin dans les professions qui exposent à l'inspiration des molécules animales, les brossiers, les cardeurs, les chapeliers et les plumassiers, sont ceux qui succombent le plus fréquemment aux tubercules pulmonaires.

M. Lombard, de Genève, n'est pas arrivé aux mêmes résultats. Sur un nombre considérable de phthisiques, morts sur plusieurs points de l'Europe, il a trouvé que les professions qui en avaient fourni le plus étaient, chez les hommes, les sculpteurs, les imprimeurs, les chapeliers, les polisseurs, les gendarmes, les brossiers, les soldats, les joailliers, les tailleurs, les meuniers, les matelassiers, les passementiers, les limonadiers, les domestiques, les perruquiers, les écrivains-copistes, les cuisiniers, les tourneurs, les cordonniers et les tonneliers; chez les femmes, les lingères, les cordonnières, les gantières, les brodeuses et les polisseuses.

M. Andral a interrogé les ouvriers qui travaillent dans les manufactures de coton, où des molécules cotonneuses, constamment suspendues dans l'atmosphère, sont incessamment respirées par les ouvriers. Il s'est convaincu que la phthisie n'y est pas plus fréquente qu'ailleurs; elle s'y développe sans doute plus facilement chez ceux qui y sont prédisposés.

M. Benoiston de Châteauneuf a voulu voir si les musiciens des régiments, qui jouent des instruments à vent, y étaient plus exposés que les autres. Il a vu que sur sept morts il y avait un phthisique, tandis que sur le reste des soldats de même âge, il en avait trouvé un sur quatorze, et dans les villes un sur trois et demi. M. Andral dit qu'on doit admettre ici que les musiciens qui succombent à la phthisie ont une prédisposition qui ne fait que se développer par l'action des instruments à vent.

Par opposition, M. Itard assure que la phthisie est trois fois plus fréquente chez les sourds-muets que chez les autres individus, de sorte qu'on pourrait conclure que la trop grande action et que l'inaction des organes respiratoires produisent la phthisie pulmonaire.

Au rapport de M. Andral, il existe dans le Berry un village où tous les habitants n'exercent qu'une seule profession, celle de tailler la pierre à fusil, d'où le nom de *caillouteux* qui leur a été donné. Ces pauvres gens meurent presque tous jeunes, et presque tous de phthisie pulmonaire ou de rhumatisme. On n'a pas manqué d'attribuer la phthisie aux molécules de poussière siliceuse que ces ouvriers étaient censés respirer. M. Andral a été sur les lieux ; il a vu travailler ces ouvriers, et il affirme que cette poussière du caillou n'arrive pas jusqu'à la bouche, et n'est pas par consé quent respirée. Il attribue la phthisie de ces malheureux ouvriers à l'influence constante du froid aux extrémités, obligés qu'ils sont d'avoir constamment les pieds en contact avec ces pierres extrêmement froides (1).

Nous ne pouvons tirer des inductions théra-

(1) *Cours de Pathologie interne*, recueilli et rédigé par Amédée Latour, t. i.

peutiques bien précises de ces résultats fournis par l'observation et par la statistique. Ce qu'on en peut conclure de plus général, c'est que les individus prédisposés à la phthisie doivent, autant que cela se peut, éviter les professions qui exigent soit un grand déploiement des forces musculaires, soit une grande activité des organes respirateurs et vocaux, soit la courbure du corps en avant et la compression de la poitrine. Cette condition de changement ou de suspension des travaux de la profession est certainement la plus difficile à obtenir des malades. Souvent ils ne le peuvent pas, car à ces travaux sont liées leur existence et celle de leur famille; souvent aussi, alors qu'ils le pourraient, leur maladie ne leur paraît pas assez grave pour écouter les conseils du médecin.

Une observation qui nous a frappé, parce que nous l'avons déjà faite souvent, c'est la fréquence de la phthisie parmi les jeunes individus de tout sexe qui cultivent la musique, soit par profession, soit comme art d'agrément. Il nous a semblé que c'était surtout chez les jeunes sujets adonnés de bonne heure à l'étude du piano que cette fréquence était remarquable. Dépend-elle de la position du corps, de l'exercice trop actif des bras, ou bien de l'impressionnabilité nerveuse que produit l'étude de la musique sur ces jeunes organisations? Nous ne saurions le dire; mais si des observations semblables aux nôtres venaient à se multiplier, elles devraient faire le sujet de recherches sérieuses, car l'étude du piano est aujourd'hui extrêmement répandue, et il serait prudent de ne pas laisser s'y livrer les jeunes personnes prédisposées à la phthisie pulmonaire.

Chez les malades à tempérament nerveux, sensible et passionné, la musique produit presque toujours une exacerbation des symptômes. Cette exacerbation est encore bien plus marquée quand les malades font eux-mêmes de la musique. M. S..., violoniste des plus distingués, que nous avons vu dans les derniers jours de sa maladie, étant au dernier degré de l'épuisement et du marasme, se faisait porter hors de son lit pour prendre son instrument chéri, auquel il arrachait péniblement quelques mélancoliques accents; **un redoublement de fièvre lui faisait toujours payer cher son imprudence**, et nous sommes convaincu que la terminaison rapidement fatale de la maladie de cet intéressant artiste a été causée par les émotions provoquées par la musique. Il en a été de même de mademoiselle de B..., charmante enfant de quatorze ans, qui, sans forces et presque sans vie, improvisait sur le piano, quelques instants avant sa mort, un admirable et touchant morceau que Thalberg n'eût pas désavoué.

Il était intéressant de savoir si la profession d'artiste dramatique avait quelque influence sur le développement de la phthisie pulmonaire. Nous avons fait des recherches à cet égard qui ne sont encore ni assez nombreuses ni assez complètes pour pouvoir être publiées. Voici cependant un résultat assez curieux. Nous nous sommes procuré des renseignements sur 143 acteurs lyriques qui ont paru sur nos théâtres depuis la fin du dernier siècle, hommes 77, femmes 66. Il en est mort 102, 54 hommes 48 femmes. Sur ce nombre 28 decès sont *attribués* (1) à la phthisie, 18 pour les hommes, 10 pour les femmes; ce qui fait près d'un tiers sur le nombre des décès, et un cinquième à peu près sur le nombre des sujets. Par opposition, 54 décès de sourds-muets ont reconnu 17 fois la phthisie pulmonaire pour cause, c'est-à-dire plus d'un tiers. Pour tirer quelques conclusions de ces chiffres, il faudrait pouvoir tenir compte de toutes les circonstances de prédisposition héréditaire, du tempérament, du genre de vie, etc., etc., des individus, et il est fort difficile d'arriver en pareille matière à des résultats certains et d'acquérir des matériaux qui aient quelque valeur scientifique. Nous espérons cependant que les efforts que nous faisons dans cette direction ne seront pas tout-à-fait stériles, et dans un travail d'un autre ordre, nous ferons connaître nos recherches sur l'influence qu'on doit attribuer aux professions sur le développement de la phthisie pulmonaire.

(1) Nous disons, attribués, car il nous serait impossible de rien affirmer à cet égard.

§ VI. *Alimentation.*

Si nous nous occupions des causes de la phthisie pulmonaire, et des conditions qui ont une influence directe sur son développement, nous
prouverions surabondamment combien l'alimentation doit jouer un rôle immense dans la pathogénie de cette affection. Si l'on veut bien se souvenir, en effet, qu'à l'exemple des pathologistes
les plus avancés, nous considérons la phthisie
comme une maladie primitivement générale, si
l'on veut bien s'enquérir de la multiplicité des
preuves qui mettent cette opinion au rang des vé-
rités les mieux démontrées, on n'aura aucune
peine à concevoir l'immense influence que doit
avoir l'alimentation sur la production de la tuberculisation pulmonaire, et aussi l'attention toute
spéciale qu'elle réclame dans le traitement de
cette cruelle affection. Nous ne pouvons ici envisager ce sujet que sous ce dernier point de vue,
mais nous allons le faire avec quelques détails.

Nul ne peut révoquer en doute que ce soit surtout par l'alimentation que la constitution et la santé générale de l'enfant sont influencées favorablement ou défavorablement. Les modifications qu'elle imprime au développement régulier et normal des organes, à l'énergie de leurs fonctions, sont lentes, mais profondes, durables, et d'autant plus actives qu'elles s'exercent sur des sujets nés faibles et à prédisposition tuberculeuse ou aux autres affections scrofuleuses. C'est aussi sur les enfants qui se trouvent dans de telles conditions qu'une surveillance attentive pour l'alimentation est de rigueur. Les premiers soins sont relatifs à l'allaitement, si souvent la cause première du développement de ces funestes maladies qui moissonnent prématurément tant de jeunes victimes de l'incurie ou de l'ignorance. Une mère née de parents phthisiques, celle dont la constitution faible et délicate peut faire présager l'invasion plus ou moins prochaine de la phthisie, celle en qui des chagrins profonds, de longues privations, des excès de tout genre, ont plus ou moins

altéré la constitution, celle enfin qui ne peut
donner à son enfant qu'un allaitement insuffisant
et peu réparateur, celles-là, disons-nous, doivent
renoncer aux devoirs qu'impose la maternité, car
avec leur lait elles feraient sucer à leur enfant le
germe d'une maladie qui tôt ou tard exercera ses
funestes ravages. S'il existe un moyen propre à
s'opposer à l'extension de cette cruelle maladie,
c'est assurément celui qui consisterait à empêcher les mères suspectes de phthisie, soit héréditaire, soit acquise, de nourrir leurs enfants.
Des médecins sont allés jusqu'à émettre le vœu
que le mariage fût défendu aux individus en qui
la phthisie est confirmée ou seulement probable.
La réalisation de ce désir, par trop draconien,
est impossible, mais il serait très-possible que la
société, éminemment intéressée à n'avoir dans
son sein que des membres utiles, exerçât une active surveillance sur les enfants qui naissent dans
des conditions défavorables. Il faudrait pour cela
que l'attention publique fût préoccupée d'autres
intérêts que ceux auxquels elle prête en ce mo-

ment une aussi vive attention; il faudrait surtout que les médecins jouassent, dans notre ordre social, le rôle humanitaire auquel les appellent leurs études et leur dévouement.

L'allaitement d'un enfant né dans des conditions déplorables d'hérédité tuberculeuse, doit être confié à une nourrice forte et robuste, qui habite la campagne, et qui puisse apporter la première et très-certaine modification à la prédisposition morbide de son nourrisson. Plus tard, et pendant toute la période de l'enfance, une alimentation énergique est de rigueur. Elle doit se composer de viandes grillées et rôties, de gibier, de potages gras, de fécules au bouillon, de gelées de viandes, et d'un peu de bon vin, en un mot de tout ce qui peut fournir au sang des éléments riches et réparateurs.

Dans la phthisie confirmée l'alimentation exige encore la plus grande surveillance : quand des symptômes locaux d'inflammation n'existent pas, c'est encore à une nourriture fortement réparatrice qu'il faut demander l'amélioration du ma-

lade. La nature semble même nous mettre sur la
voie de ce qu'il convient de faire à cet égard.
L'observation la plus générale démontre que les
fonctions digestives sont les dernières à s'éteindre
chez les phthisiques, et quel est le praticien qui
n'a pas vu de ces malheureux, dévorés par la
consomption pulmonaire, et arrivés au dernier
terme de la maladie, dire avec confiance : l'estomac est très-bon, c'est mon rhume qui ne finit
pas ! En effet, le plus grand nombre de phthisiques conservent de l'appétit presque jusqu'au
dernier moment, jusqu'à ce que les ulcérations
intestinales donnent lieu à cette diarrhée colliquative, funeste avant-coureur d'une mort prochaine. Cette circonstance me paraît une indication précieuse fournie par la nature, et, d'après
des observations nombreuses, je n'hésite pas à
ériger en principe que l'alimentation du phthisique doit être entièrement opposée à celle généralement prescrite. La diète végétale et lactée
présente des inconvénients graves; on ne doit
y avoir recours que dans les cas d'inflammation

locale intercurrente ou lorsque les symptômes locaux offrent une recrudescence d'irritation.

L'usage du lait comme nourriture habituelle, à Paris surtout, nous semble avoir une influence bien fâcheuse sur l'état général des phthisiques. Il est reconnu qu'il est à peu près impossible de se procurer du bon lait à Paris; la plupart des vaches qui le fournissent *sont phthisiques*, et, sans parler des mélanges et des adultérations de toute sorte que lui font subir nos honnêtes laitières, nous laissons à penser quels éléments incomplets de réparation et souvent quels éléments nuisibles il doit introduire dans l'économie. Ce n'est pas dire que d'une manière générale nous proscrivions l'usage du lait; nous ne proscrivons que cette mauvaise teinture blanche que l'on vend sous ce nom. Le bon lait, c'est-à-dire celui qui n'a pas été privé de sa partie butireuse et crémeuse, celui qui est fourni par des vaches saines, nourries dans de gras pâturages où croissent abondamment des plantes balsamiques, ce lait nous paraît infiniment avantageux aux phthisi-

ques. C'était là l'opinion des plus grands. médecins de l'antiquité, qui prescrivaient de communi-
quer au lait des propriétés médicamenteuses, en
nourrissant avec des plantes balsamiques et vul-
néraires les animaux qui devaient le fournir ; ce
n'était pas ce lait fade et insipide des grandes
villes dont ils recommandaient l'usage, mais le
lait célèbre de Stabie, et celui du mont *Lactua-*
rius dont Cassiodore nous a laissé un si brillant
éloge. C'est toujours pour nous un sujet de douleur et d'étonnement de voir la négligence et l'indifférence de l'administration sur un point qui
intéresse si vivement l'hygiène publique. Elle
punit sévèrement le débitant de tabac qui mé-
lange ses produits, dont la consommation n'est
qu'un objet de luxe ou de caprice, et le *nourris-*
seur peut impunément porter sur nos places pu-
bliques un lait toujours impur et souvent dangereux !...

Donc, s'il lui est possible de se procurer du
bon lait, riche en principes réparateurs, le phthisique se trouvera bien d'en faire usage, mais il

ne doit pas en faire sa nourriture habituelle; la diète lactée est tout-à-fait insuffisante. Il lui faut une alimentation plus substantielle : de bons potages gras, du bœuf et du mouton grillés ou rôtis, des gelées de viandes, des fécules préparées au gras, et un peu de bon vin vieux, voilà quelle doit être la base de son alimentation.

Une condition fort utile pour qu'il retire des avantages de ce mode d'alimentation, c'est de ne jamais faire des repas trop copieux. Il doit manger souvent, mais peu à la fois; quatre petits repas dans la journée lui seront infiniment plus profitables que deux repas abondants. La digestion en sera plus facile et plus prompte, et il évitera, par ce moyen, d'allumer la fièvre si prompte à se manifester chez les phthisiques, surtout pendant le travail de la digestion.

J'ai vu bien des fois déjà des phthisiques, sur lesquels tout espoir de guérison était perdu, prolonger leur carrière fort au delà du terme probable par la seule influence d'un changement dans l'alimentation. Mon savant confrère et ami

M. Piorry m'a souvent encouragé dans cette pratique, qui est aussi la sienne, et M. Fournet insiste également sur une alimentation énergique.

Il est important néanmoins de prendre quelques précautions quand on est appelé auprès d'un phthisique soumis depuis long-temps à un régime plus ou moins sévère. Un changement brusque et complet dans l'alimentation d'un malade est toujours une circonstance défavorable; c'est par la gradation que ce changement doit s'opérer, et vous n'irez pas soumettre subitement à un régime fortement réparateur, un malade qui, depuis long-temps, ne vit que de lait et de pruneaux; vous commencerez par les potages, par les gelées de viande, pour arriver aux viandes grillées et rôties. D'ailleurs, pourvu que la base de l'alimentation soit fortement réparatrice, le malade ne se privera ni de fruits ni de légumes, pris avec mesure et sobriété et dans des conditions de maturité parfaite.

Le malade évitera avec soin les excitants alcooliques, le café et le thé. Un peu de vin vieux à ses repas doit lui suffire. Point d'excès de table surtout, ils sont funestes aux phthisiques.

En dernier résumé, de grandes modifications doivent être apportées au régime alimentaire généralement permis aux phthisiques. Que le praticien ne se laisse pas intimider par l'usage; qu'il procède avec une sage réserve et une prudente lenteur dans le changement de régime, qu'il ne gorge pas tout de suite, comme nous l'avons vu faire, d'aliments fortement réparateurs et excitants, de pauvres malades soumis depuis plusieurs mois à une diete végétale ou lactée, et sous l'influence de cette alimentation, combinée au traitement médical que nous allons bientôt exposer, il verra se manifester une amélioration prompte et durable quand la guérison complète ne s'en suivra pas. Nous avons la consolation d'avoir rappelé à la vie plusieurs malades au dernier degré de l'épuisement et du marasme, par les seules ressources d'un changement méthodique dans l'alimentation, et d'avoir prolongé leur existence bien au delà du terme qui leur était assigné

Nous venons de passer en revue les principales conditions hygiéniques qui exigent la plus sévère surveillance dans la phthisie pulmonaire, soit à son état de prédisposition, soit confirmée. Il ne nous reste, pour terminer ce chapitre, qu'à indiquer rapidement quelques autres circonstances qui n'ont pu trouver place dans les paragraphes précédents.

Celui qui porte en lui la prédisposition à la phthisie doit vivre d'une vie très-régulière. Pour lui, les bals, les spectacles, les concerts, toutes les grandes réunions qui l'exposeraient à respirer un air vicié, ou à passer brusquement d'un lieu très-chaud à une température moins élevée, doivent être sévèrement interdits. Il doit soigneusement s'abstenir des veilles prolongées, des émotions du jeu, de celles plus redoutables encore de l'amour. Ce n'est qu'avec la plus grande sobriété qu'il peut se livrer au rapprochement des sexes, et, dans l'état actuel de nos mœurs, il n'y a pas

grand risque à recommander l'abstinence complète. Les parents doivent surveiller, avec la plus
grande rigueur, le sommeil de leurs enfants, les
heures surtout où ils viennent de se coucher et
où ils vont se lever. Les passions érotiques sont
une des causes les plus fréquentes de la phthisie.
C'est une opinion généralement répandue que les
phthisiques sont, en général, très-ardents en
amour; nous ne savons pas sur quels fondements
scientifiques repose cette opinion; les recherches
que nous dirigeons dans ce sens ne nous paraissent pas devoir lui être favorables; il nous semble que, bien souvent, on a dû prendre l'effet
pour la cause, et doter les phthisiques d'un tempérament dont la manifestation n'était qu'une simple coïncidence ou une affaire d'occasion. On sait
à quel point est répandu dans le jeune âge, et
dans les deux sexes, le vice honteux de l'ona-
nisme. C'est souvent, assurément, à cette époque
de la vie où s'étiolent et se flétrissent tant de
jeunes existences, qu'il faut rapporter l'origine
de ces maladies de poitrine, si nombreuses qui,

font explosion dans un âge plus avancé. Si l'éducation commune des collèges et des pensionnats
présente des avantages intellectuels, il faut reconnaître aussi que, sous le rapport des mœurs
et de l'hygiène publique, elle offre des dangers si
grands que, somme toute, il faut douter s'il y a
compensation.

Pour nous résumer sur cette première partie
de ce travail, nous croyons qu'on peut établir les
propositions suivantes relativement au traitement
hygiénique de la phthisie pulmonaire :

1°. Le phthisique doit habiter un lieu bien sec,
bien aéré, soumis aux influences de la lumière
solaire, non loin d'un fleuve et près des bois.
L'habitation dans les grandes villes prédispose à
la phthisie.

2°. L'état actuel de nos connaissances ne nous
permet pas de fixer d'une manière précise le
climat que le phthisique doit habiter. Le conseil
le plus utile qui puisse lui être donné, c'est de
choisir un climat tempéré et où les variations
dans la température ne soient ni brusques ni

fréquentes. — Les voyages par terre, et surtout les voyages maritimes, présentent des avantages incontestables dans les premières périodes de la maladie.

3° Le phthisique doit être chaudement vêtu et couvert de flanelle de la tête aux pieds.

4° Il doit se livrer à quelque exercice physique modéré, tel que la promenade, l'équitation, etc.; le grand air et l'insolation lui sont nécessaires.

5° Les exercices intellectuels doivent être modérés; il doit éviter toutes les émotions morales fortes et prolongées.

6° Il doit abandonner les professions qui exigent un grand déploiement de forces musculaires, des efforts, la position courbée du corps, le séjour dans des lieux froids et humides.

7° Son alimentation doit être riche et abondante en principes réparateurs.

CHAPITRE DEUXIÈME.

TRAITEMENT CURATIF DE LA PHTHISIE PULMONAIRE.

Pour établir d'une manière philosophique et rationnelle le traitement curatif de la phthisie pulmonaire, plusieurs sujets de graves considérations doivent être présents à l'esprit. Les plus importants, sans contredit, sont ceux qui sont relatifs aux causes, à la nature et au siège de la maladie. Selon la manière dont on envisagera ces trois éléments de cette affection, on formulera une thérapeutique utile ou stérile, et dans cette maladie plus que dans toute autre doit se manifester la prééminence de l'observation fécondée par l'induction sur l'empirisme aveugle ou sur les conséquences plus fatales encore d'une théorie systématique. L'étude approfondie des causes de la phthisie pulmonaire apprend que dans l'immense majorité des cas, c'est à des causes générales, agissant

sur l'organisme tout entier et qui l'altèrent profondément dans une de ses fonctions les plus
importantes, dans la nutrition, qu'on doit rapporter l'origine de la tuberculisation pulmonaire.
Telles sont l'hérédité, l'habitation insalubre, une
alimentation insuffisante, ou malsaine, les excès
dans tous les genres, le travail excessif, soit physique soit intellectuel, les peines morales, etc.
Or, évidemment toutes ces causes agissent d'une
manière générale et retentissent sur l'organisme
tout entier. La considération de la nature et du
siége de la maladie est non moins importante,
puisque par elle on arrive à ce résultat inévitable
et incontestable, que la phthisie pulmonaire est
une maladie primitivement et essentiellement
générale dont les symptômes locaux ne sont qu'une
suite, qu'une conséquence.

Ces propositions admises, et la plupart des
pathologistes modernes professent ces doctrines,
on arrive à cette conséquence que si la thérapeutique peut quelque chose contre cette cruelle
maladie, c'est à la condition de s'adresser à son

élément général, de ne pas être dominée par l'affection locale, mais de la dominer au contraire, et d'être préoccupée beaucoup plus de l'altération de tout l'organisme que des symptômes locaux auxquels elle a donné lieu. En d'autres termes, pour être efficace et rationnel, le traitement doit être d'abord et surtout général. Malheureusement tout est à faire dans cette voie. Quelques essais ont été tentés, mais incertains, timides, commencés sans conviction, sans espérance, et partant sans la persévérance nécessaire à la solution de ce grand problème médical et social.

Avant que nous eussions osé nous livrer à la série d'expériences dont le résultat a amené notre conviction, il doit nous être permis de dire que ce grave sujet était l'objet constant de nos préoccupations. Dès notre début dans la carrière médicale, la phthisie pulmonaire avait surtout fixé notre attention, et dans nos salles d'hôpital c'était surtout auprès des lits des malheureux malades dévorés par cette affreuse maladie que nous nous arrêtions de préférence. Devant le déchirant spectacle de cette destruction lente de tant de jeunes victimes, notre cœur éprouvait une indicible tristesse, et bien des fois notre indignation inexpérimentée se traduisait stérile devant l'indifférence scientifique du maître, passant inattentif devant un phthisique confirmé. Nous ne pouvions voir sans émotion la même série de moyens employée toujours sans succès sur les innombrables malades qui affluent dans les hôpitaux. A l'Hôtel-Dieu comme à la Charité, à la Pitié comme à Beaujon, comme partout, toujours les mêmes prescriptions, toujours la même manière d'envisager la maladie, toujours la même terminaison fatale; quelques saignées révulsives, des boissons gommeuses, diète lactée, vésicatoires, cautères, quelques remèdes contre certains symptômes prédominants, comme les sueurs, la diarrhée, etc., voilà le traitement banal des hôpitaux. En ville, joignez à ces moyens les voyages et certaines eaux minérales pour les gens riches, le séjour à la campagne et une diététique un peu plus variée, voilà les bases générales du traitement de la phthisie tel que nous l'avons vu prescrire des milliers de fois, tel qu'on peut le voir prescrire encore tous les jours.

Ce n'est pas assurément une critique que nous voulons faire ici; nous reconnaissons, avec douleur, que les honorables médecins qui consacrent une partie de leur existence à porter les secours de leur art aux malheureux, s'ils ne faisaient ou s'ils ne font pas mieux auprès des phthisiques, ne pouvaient véritablement mieux faire, et que les moyens que nous proposons ont besoin, pour être efficaces, de conditions entièrement opposées à celles que l'on trouve dans un hôpital. Ajoutons, pour leur justification, que tous les spécifiques préconisés avec emphase, comme produisant la guérison de la phthisie, étaient tombés dans un juste discrédit devant l'observation et l'expérience. Nous voulons seulement constater qu'avant que nous eussions publié quelques observations tendant à constater l'efficacité de notre traitement, les esprits en médecine, à part deux ou trois exceptions, n'étaient nullement tournés vers les idées qui nous préoccupaient, et que, si d'admirables travaux ont paru sur cette maladie, c'est uniquement vers l'anatomie pathologique, et le diagnostic de la phthisie, qu'ils ont été dirigés.

Profitant dans toute leur étendue des recherches de nos devanciers et de nos contemporains sur ces points intéressants et capitaux du sujet qui nous occupe, c'est exclusivement vers le traitement de la phthisie que nos études ont été dirigées. Cette préoccupation, bien légitime, n'est pas un fait récent chez nous, elle date de loin; mais, purement spéculative d'abord, et ne s'exerçant que sur des données incertaines et hasardeuses, elle prit un caractère plus suivi et plus arrêté par l'effet d'une circonstance tout-à-fait fortuite, que nous allons exposer dans toute sa naïveté.

Par une belle matinée du mois de mai 1837, appelé auprès d'un malade à Neuilly, je suivais pédestrement la belle avenue qui conduit à cette charmante petite ville. Vers le milieu de la route, et non loin de la porte Maillot, un spectacle sin-

gulier fixa ma curiosité. Une immense cariole,
toute remplie de singes, était là arrêtée, et le
conducteur, profitant d'un lieu et d'un soleil favorables, faisait prendre le repas du matin à ses
nombreux voyageurs. C'était cette troupe de singes funambules et acrobates que tout Paris a vus
se livrant sur les places aux exercices les plus di-
vertissants. La vue de leur déjeûner était un
spectacle fort amusant, et je ne pus résister au
plaisir de le contempler quelques instants.— Comment, demandais-je au cornac, faites-vous pour
conserver long-temps vos singes? Ils meurent
presque tous au bout de peu de temps, vos pertes
doivent être fréquentes. — Non, monsieur, me
répondit-il, car je connais un moyen de les guérir aussitôt qu'ils sont malades.

Cette réponse excita vivement ma curiosité,
car je savais que c'est à la tuberculisation pulmonaire que succombent presque tous les singes de
nos ménageries.

— Et ce moyen quel est-il?

— Vous allez le voir. Voici d'abord le doyen

de la troupe; il est avec moi depuis cinq ans, et vous voyez qu'il ne s'en porte pas plus mal. En voici un tout jeune qui tousse depuis quelques jours; je vais lui donner son déjeûner.

Prenant alors une carrotte, cet homme la coupa par le milieu, en trempa les deux fragments dans une petite tasse remplie d'un liquide incolore, la donna au singe, qui la mangea avec empressement.

— Qu'est-ce donc que ce liquide?

— C'est le remède contre la toux des singes, qui m'a été donné par le capitaine de long cours à qui j'achète mes singes au Havre. C'est de l'eau fortement salée. Aussitôt qu'un de mes singes tousse, je trempe ses aliments dans cette eau salée, et ce moyen m'a toujours réussi.

J'examinai avec soin le liquide, je le dégustai, et je ne pus y reconnaître autre chose qu'une forte solution de sel marin. Le cornac m'assura énergiquement qu'en effet ce n'était que cela.

Quelque vague, quelque incomplète, quelque peu scientifique que fût cette indication, je ne pus m'empêcher de beaucoup réfléchir sur ce que j'avais vu et entendu. Je fus pendant quelque temps tourmenté par l'idée d'essayer ce moyen à l'homme, et, quoique je ne fusse guidé que par l'empirisme et le hasard, je me promettais de saisir la première occasion qui s'offrirait à moi. Je cherchai alors à me rendre raison de l'action du chlorure de sodium sur l'économie animale, et voici les seules indications que j'aie pu rencontrer, et quelques-unes, même, ne m'ont été connues que par suite de la publicité que j'avais donnée à quelques faits dans la *Gazette des Médecins praticiens*.

Dans une note adressée à l'Académie des Sciences, un célèbre professeur, M. Barbier (d'Amiens), s'exprime ainsi au sujet du sel marin :

« L'homme et plusieurs animaux ne sauraient vivre sans l'usage du sel.

» Quelques sectes religieuses conservent leur santé intacte, malgré l'abstinence et la sévérité du régime, à la condition d'user d'une certaine quantité de sel.

» Il a été démontré que des individus soumis à une alimentation très-forte, mais privée de sel, tombaient dans un état de dépérissement rapide. Nos humeurs ne tardent pas à se détériorer, nos tissus organiques à perdre de leur intégrité normale, quand une certaine quantité de sel ne pénètre pas journellement dans la machine humaine.

» Le sel n'est pas un simple assaisonnement; je lui assigne un rôle plus sérieux. »

Il est bien à regretter que M. Barbier ait borné à ces simples propositions le résultat de ses recherches sur le sel, et qu'il n'ait pas fait connaître le rôle sérieux qu'il lui attribue.

Dans une lettre qui m'a été adressée par M. le docteur Carron du Villards, je trouve le passage suivant :

« En Suisse, où l'on donne beaucoup de sel aux vaches laitières; en Écosse, près de Lock-Lomen, où les mêmes ruminants trouvent dans les pâturages des pierres de sel gemme, la phthisie tuberculeuse est très-rare; ne pourrait-on pas attribuer la fréquence de cette maladie, parmi les vaches laitières de Paris, à ce qu'on ne leur donne que fort peu ou peut-être pas de sel ? C'est un fait qui mérite vérification. »

M. le docteur Bourjot-Saint-Hilaire m'a adressé la lettre suivante :

« La série d'articles que vous venez de publier sur l'emploi thérapeutique du sel marin dans la phthisie tuberculeuse a réveillé mon attention sur un fait déjà connu, mais dont l'interprétation deviendrait aujourd'hui, grâce à vous, très-facile. Je veux parler des voyages sur mer, conseillés dès la plus haute antiquité, et qui sont peut-être le moyen le plus sûr pour enrayer une phthisie imminente chez un sujet anémique et prédisposé à la tuberculisation ; serait-ce à l'influence du sel charrié moléculairement dans l'air que serait dû ce résultat ? J'ai souvent observé qu'à une distance de plusieurs centaines de mètres du bord de la mer, à la marée haute, les végétaux et le sol même sont fortement imprégnés de sel. Serait-ce aussi qu'en mer, bon gré mal gré, il faut faire usage de provisions salées ? Le pain frais même est souvent fait avec l'eau de la mer..... Nos habitants de la côte Armoricaine se défendent peut-être des atteintes de la phthisie tuberculeuse par l'usage de l'huître commune, des oursins, de quelques sortes d'holothuries, de la patelle commune, etc., qui leur fournissent en outre des ressources alimentaires précieuses. On sait que les phthisiques recherchent l'huître commune : l'eau saumâtre qui baigne ce mollusque excite la digestion et rétablit l'appétit.

« La pommelière ou phthisie tuberculeuse ravage les vacheries de Paris, parce que, outre tout défaut d'air et d'exercice, jamais on ne donne à l'étable ni fourrage sec, ni sel, mais bien le son, la betterave, la pomme de terre, aliments aqueux ou farineux, et qui portent à la quantité et non à la qualité du lait. Le meilleur moyen pour écarter d'un troupeau la pourriture ou l'enflure, est plus simplement de suspendre dans la bergerie de petits sacs de toile remplis de sel que les moutons vont lécher, humecter de salive, pour en absorber le sel. »

E. Gilchrist, dans un ouvrage fort curieux (1), s'est beaucoup occupé des influences des voyages sur mer et de l'air qu'on respire près des côtes. Avec Lind (2) il a été un des premiers à nier que le scorbut fût déterminé par l'usage des aliments salés, et il a donné une très-bonne étiologie de cette maladie, à laquelle il a été très-peu ajouté par les modernes. Dans cet ouvrage nous avons trouvé le passage suivant : « Il suffit d'être instruit en gros de la manière de vivre de la plupart des hommes, pour savoir qu'on peut user du sel marin en grande quantité, sans aucun danger. Le petit peuple, qui vit principalement de viandes salées, est d'une force remarquable, plein de santé et très-prolifique. Dans plusieurs cantons du pays l'eau est si salée qu'elle purge les étrangers; cependant le peuple, qui en use fréquemment et

(1) *Utilité des voyages sur mer pour la cure des différentes maladies, et notamment de la consomption*, par Ebenazer Gilchrist. Londres, Paris, 1770, 1 vol. in-12.

(2) *Traité du Scorbut.*

qui y est accoutumé, se porte bien et n'est sujet
à aucune maladie particulière qu'on puisse attribuer à cette cause.

» Le sel, dans l'usage commun, est un
principe sûr et nécessaire qui entre dans beaucoup de compositions, sans qu'on en remarque
aucun accident dangereux. C'est même ici le lieu
de faire une observation fort utile pour les valétu-
dinaires, et pour ceux qui sont trop scrupuleux
en ce qui concerne leur nourriture, ce qui souvent est la cause, à ce que j'ai remarqué, surtout lorsque ce sont des sujets trop jeunes à qui
on fait prendre l'habitude d'user de peu de nourriture, ce qui, dis-je, est la cause d'une délica-
tesse singulière et qui empêche ces personnes de
parvenir à un âge un peu avancé. L'expérience
montre que ceux qui s'abstiennent de pain légèrement acide, de sel dans leurs aliments, des
marinades et de vin, et qui ne vivent que d'aliments insipides, sont sujets à des indispositions
continuelles, et plus encore au scorbut, à la constipation, aux rhumes, aux rhumatismes, à plu-

sieurs maladies chroniques et aux obstructions, que ceux mêmes qui font usage de toutes ces choses. Le sel est le baume du corps, et c'est moins à cause du goût relevé qu'il donne aux aliments, qu'on s'en sert, que pour empêcher le sang et les humeurs de tomber en corruption. » (Pages 154 et suivantes.).

Fred. Hoffman a composé une dissertation dans laquelle il passe en revue toutes les conditions où l'emploi du sel est utile ; il attribue une grande influence hygiénique et thérapeutique à cet agent (1).

Salvadori et Thomas Beddoës, au rapport de M. Roche, employaient les viandes salées dans le traitement de la phthisie (2).

Plus près de nous, Laënnec a professé une foi complète aux voyages en mer et à l'habitation près des côtes. Sa conviction était si profonde à cet égard, qu'il avait disposé une petite salle de l'hôpital de la Charité de telle sorte que les

(1) Frédéric Hoffman Opera, t. vi. p. 112. *Dissert. de Salicem morbosorum generatione in corpore humano.* .
(2) Dictionnaire en 15 vol. art. *Phthisie.*

phthisiques qu'elle renfermait y fussent entourés d'une sorte d'atmosphère marine artificielle, au moyen de *fucus* et de *varecs* répandus en profusion sur le parquet de la salle. Cet observateur immortel avait cru reconnaître que la phthisie était moins fréquente auprès des côtes, chez les marins, et qu'elle était heureusement modifiée par les voyages de long cours, opinion qu'il partageait avec les plus grands médecins de l'antiquité, dont je pourrais étaler ici un grand luxe de témoignages.

Enfin notre honorable ami, M. le docteur Fontan, à qui la science doit des travaux extrêmement importants sur les eaux minérales, et qui publiera prochainement, nous l'espérons, ses recherches curieuses sur les eaux de la France, de la Suisse et de l'Allemagne, nous a communiqué le résultat de ses analyses des eaux minérales de Bonnes, si fréquemment ordonnées dans la tuberculisation pulmonaire. Le chlorure de sodium s'y trouve en proportion vraiment considérable, et ce médecin distingué ne doute pas que les cas nombreux d'amélioration survenue après l'usage des eaux de Bonnes ne soit dû à la présence du chlorure de sodium.

Nous ne connaissons rien d'important autre qui ait un rapport direct ou indirect avec l'emploi du chlorure de sodium dans la phthisie pulmonaire.

La division que nous allons suivre dans ce chapitre nous est naturellement indiquée par ce que nous avons établi sur l'existence des deux éléments de la maladie, élément général, élément local.

§ I. *Traitement curatif de l'élément général.*

La phthisie, dans son élément général, n'est pas une maladie toujours identique. En établissant des formes diverses de cette affection, quelques médecins anciens et modernes ont été souvent guidés par une observation bien faite et par une interprétation légitime des faits que rencontre la pratique. Cependant quelques-uns de ces observateurs sont évidemment allés trop loin et ont multiplié sans mesure, sans motifs et sans profit pour l'art, les formes diverses que peut revêtir la phthisie pulmonaire. Tout en reconnaissant que cette maladie consiste radicalement dans une altération profonde de la nutrition, que cette altération est de nature essentiellement atonique et débilitante, que par conséquent c'est par une médication corroborante qu'il faut la combattre, nous ne pouvons nous empêcher de reconnaître aussi que la pratique ne s'accommode pas toujours bien d'une manière de voir aussi nette et aussi tranchée, et qu'il n'est pas très-rare de rencontrer des cas où des modifications essentielles doivent être faites à ce traitement, parce que la maladie, tout en restant la même quant à sa nature, présente des particularités individuelles dont il faut tenir le plus grand compte.

Ainsi nous devons à une expérience assez multipliée déjà pour que notre conviction puisse s'être établie, d'avoir appris que la phthisie pulmonaire peut se présenter sous trois formes principales qui nécessitent des traitements divers.

A. La forme scrofuleuse.

B. La forme inflammatoire.

C. La forme nerveuse.

Nous n'avons pas certainement la prétention d'être les premiers à indiquer cette division; nous connaissons très-bien tout ce qui a été dit de bon et d'utile à cet égard par les auteurs qui nous ont précédés. Mais, à moins que nous ne nous abusions, il nous semble que du travail dont nous publierons prochainement les résultats ressortira un exposé plus satisfaisant et plus essentiellement pratique que de ce qui a été dit jusqu'à ce jour sur ce sujet.

La forme scrofuleuse est incontestablement la plus fréquente et celle à laquelle on peut le plus facilement rattacher l'influence de l'hérédité. Il n'est pas inutile de faire remarquer à ce sujet que souvent, dans l'interrogation des malades, si on se borne à demander : Votre père, votre mère vivent-ils encore ? et que la réponse soit affirmative, on peut être induit en erreur sur l'étiologie véritable de la maladie, et croire à l'existence d'une phthisie accidentelle ou acquise, quand on

aura affaire à un cas véritable de phthisie héréditaire. Il faut pousser ses interrogations plus loin,
et chercher à savoir les maladies auxquelles ont
été sujets les parents de l'individu soumis à votre
observation. Si les parents sont encore jeunes,
surtout, on peut acquérir des notions qui éclai-
rent sur la véritable nature de la maladie, et
il nous est arrivé de nous trouver subitement sur
la voie par cette simple question : Votre père ou
votre mère ont-ils des cicatrices autour du cou ?

Dans le mois de décembre 1839, un homme de
trente-six ans, maître couvreur, se présenta à
notre consultation, présentant tous les signes d'une
phthisie confirmée. Cet homme avait toujours joui
d'une bonne santé ; depuis six mois seulement il
avait éprouvé les premières atteintes de son mal.
Sa mère vivait bien portante, âgée de soixante-quatorze ans. Son père était mort militaire à la dernière
campagne d'Espagne ; il n'avait ni frères ni sœurs.
Rien, dans les circonstances commémoratives
de ce malade, ne pouvait faire croire à une prédisposition héréditaire. Poussant nos questions sur

la santé habituelle de son père, il se souvint qu'il portait des cicatrices autour du cou et qu'il avait habituellement les yeux rouges et chassieux. Cette seule indication suffit pour nous faire adopter le traitement que nous appliquons aux phthisies à forme scrofuleuse, et notre diagnostic a été confirmé par l'amélioration survenue chez ce malade.

C'est à cette forme de la phthisie que l'emploi du chlorure de sodium est principalement utile. A quelque époque de la maladie qu'il soit administré, il apporte un amendement notable à tous les symptômes; mais ses chances de curabilité radicale sont en raison directe de son emploi à l'époque la plus rapprochée du début de la maladie. Sous son influence, la première modification qui survient est celle des fonctions digestives, qui, de languissantes ou de dépravées qu'elles étaient, acquièrent presque subitement une énergie d'activité qu'il est quelquefois prudent de modérer. L'appétit devient extrêmement actif; par suite, la nutrition subit une modification favorable, et c'est peut-être et très-probablement là tout le secret de l'heureuse influence de cet agent médicateur. Mais qu'importe l'explication devant les résultats de l'expérience pratique? Or ces résultats sont si consolants, ils ont été si évidents pour nous dans les circonstances nombreuses qui se sont présentées à notre observation, qu'il ne nous est pas permis de taire notre conviction et de ne pas citer quelques exemples qui la fassent partager aux médecins. Nous disons quelques exemples, parce que nous ne pouvons citer tous ceux que nous possédons; outre que nous ne voulons pas dépasser certaines limites dans cet ouvrage, la pratique civile ne peut enfreindre certains devoirs de convenance qui imposent l'obligation d'être réservé sur les noms des malades confiés à nos soins. La répugnance de quelques malades des hautes classes de la société est aussi légitime qu'invincible, et ce n'est pas toujours notre faute si nous ne pouvons, au lieu de preuves plus nombreuses, donner que de simples assertions. Mais il serait indigne du nom de médecin, il

prostituerait la plus noble mission de l'humanité,
il serait le plus coupable des hommes celui qui,
abusant de l'autorité de son nom et de son titre,
l'emploierait à tromper ses confrères et le public
sur la valeur d'une médication quelconque. Ces
manœuvres sont indignes d'un honnête homme,
te la moralité d'un médecin étant connue, ses
opinions et sa pratique ne sont plus justiciables
que de l'expérience et de l'observation. Or cette
expérience et cette observation nous les demandons
avec instance, mais dans des circonstances favorables que nous indiquerons plus bas avec
détails. Disons d'avance que ces circonstances ne
peuvent en aucune façon se rencontrer dans les
salles des hôpitaux, et que l'expérimentation
thérapeutique, sur quelque maladie chronique
qu'elle s'exerce, mais principalement sur la
phthisie pulmonaire, doit être frappée de contra-
diction et de stérilité, à cause des influences anti-
hygiéniques contre lesquelles viennent se briser
la sagacité du médecin et la puissance de l'art.
Les secours nosocomiaux sont d'une importance

extrême dans la plupart des maladies aiguës; mais contre les maladies chroniques, en général, ils sont inefficaces, quand ils ne sont pas nuisibles. Si les principes du traitement hygiénique que nous avons posés sont vrais et légitimes , il est imposible de ne pas reconnaître que ce n'est pas dans les hôpitaux , tels qu'ils sont institués, que la phthisie pulmonaire peut être guérie.

OBSERVATION DE PHTHISIE AU PREMIER DEGRÉ GUÉRIE
PAR L'EMPLOI DU CHLORURE DE SODIUM.

Le 12 juin 1837, madame B....., brunisseuse, née à Paris, logée rue du Temple, n° 50, se présenta à ma consultation. Madame B... est âgée de vingt-six ans, mariée depuis quatre ans, et n'a jamais été enceinte. Cette femme est petite, brune, gravée de la petite vérole, d'une constitution appauvrie et d'une maigreur excessive. Elle me raconte que sa mère est morte fort jeune d'une maladie qui a duré long-temps, mais qu'elle ne peut caractériser. Son père vit encore, elle n'a eu ni frère ni sœur. Elle-même n'a jamais joüi d'une santé parfaite, elle est atteinte une ou deux fois par an de rhumes opiniâtres. Elle a été meustrrée à seize ans, mais toujours irrégulièrement. Cependant elle jouissait d'un assez bel embonpoint avant la maladie pour laquelle elle réclame des soins. Elle se trouve considérablement amaigrie, et son mari, présent à la consultation, confirme l'assertion de la malade. Elle n'a jamais craché de sang, mais vers le milieu du mois d'octobre 1836 elle s'est enrhumée, et depuis ce temps elle a éprouvé les accidents suivants : toux continuelle et revenant par accès, surtout le matin, sans expectoration dans les premiers temps, mais depuis deux mois suivie de crachats qu'elle dit être blancs et épais. Fièvre tous les soirs, donnant lieu au développement d'une chaleur insupportable pendant toute la nuit, et se terminant vers le matin par une sueur abondante sur la poitrine, les bras et les cuisses. Douleurs sous le sternum et dans le dos. Appétit médiocre, goûts bizarres et dépravés, pas de diarrhée, pas de douleurs à l'épigastre ni dans l'abdomen. Ses règles n'ont coulé qu'un jour le mois dernier.

M. le docteur F..., consulté par la malade au mois de mars dernier, a conseillé une saignée du bras, des frictions sur la poitrine avec la pommade stibiée, un cautère sous les clavicules, le régime lacté et des boissons pectorales. Son diagnostic, qu'il a communiqué au mari, a été que sa femme était phthisique au premier degré. De cette prescription, la saignée seule a été exécutée; la malade n'en a éprouvé aucun soulagement.

L'examen de la poitrine fait le lendemain, la malade étant dans son lit, me donna les signes suivants : à la percussion, la sonoréité de la poitrine est parfaite, excepté sous la clavicule gauche, où elle est sensiblement amoindrie; je ne trouve pas de différence sous la clavicule droite. L'auscultation n'indique aucun râle, mais absence du bruit respiratoire sous la clavicule gauche èt diminution sensible sous la clavicule droite, en même temps que dans quelques points l'expiration paraît prolongée.

Les crachats sont d'un blanc opaque, mêlés entre eux, liquides, sans odeur et non striés de sang.

La région du cœur, examinée avec soin, n'offre rien de particulier; le pouls est à quatre-vingt-dix pulsations; la chaleur de la peau est considérable.

D'après l'ensemble des symptômes généraux et des signes locaux, est-on en droit de conclure qu'il y eût là commencement de tuberculisation pulmonaire? L'absence de l'hémoptisie est-elle suffisante pour répondre négativement? Je ne me dissimule pas combien il est difficile de donner une solution convaincante à ces questions. Mais en accordant que le doute soit légitime, voici comment cet état de maladie, bien réel et fort alarmant, fut influencé par le chlorure de sodium.

Je ne modifiai en rien le régime de la malade, qui se composait surtout de bouillons de veau, de laitage, régime que du reste elle ne suivait pas avec rigueur, car elle mangeait et buvait à peu près de tout, mais en fort petite quantité.

Le 14 juin, à neuf heures du matin, elle prit un demi-gros de chlorure de sodium dans une tasse de bouillon de veau. Le 15, nul effet sensible ni en mieux ni en pire. Même prescription. Le 16, la malade a beaucoup moins toussé que les jours précédents, elle a plus d'appétit qu'à l'ordinaire; la nuit a été moins agitée, la sueur moins abondante. Même prescription.

Le 17, changement notable; la figure est moins altérée, moins pâle. Deux quintes de toux seulement dans les vingt-quatre heures; expectoration moins abondante; la chaleur pendant la nuit a été moins forte et la sueur moindre. Augmentation d'appétit. Le pouls est à soixante-dix. La malade n'a pas été à la garde-robe depuis le 14. Je prescris un lavement simple. Un gros de sel dans une tasse de bouillon aux herbes.

Le 18, la malade n'a pas rendu son lavement; mais le soir elle a eu quelques coliques et elle a rendu deux selles liquides. Du reste elle se trouve bien. La toux a presque entièrement cessé; l'expectoration aussi. Elle a bien dormi et n'a changé de linge qu'une fois dans la nuit, tandis qu'auparavant elle en changeait deux ou trois fois. Même prescription.

Du 19 au 25. La malade a pris tous les jours un gros de sel. A cette époque, l'amélioration est évidente. Il n'y a plus ni toux ni expectoration qu'à des intervalles très-éloignés. La chaleur de la peau est naturelle. Les sueurs nocturnes ont cessé. Le pouls est à soixante-dix; l'appétit est revenu. La malade fait deux repas par jour, a suprimé le lait et les tisanes; les fonctions digestives sont dans l'état normal. Le teint se ranime. La maigreur est moins grande. Même prescription.

Le 27. Les règles ont paru; elles coulent abondantes jusqu'au 1er juillet. L'amélioration continue. Même prescription.

Le 2 juillet. Exploration de la poitrine. La percussion indique un son mat sous la clavicule gauche, mais cette matité me paraît moins étendue et moins forte qu'à ma première exploration. La sonoréité est parfaite dans tous les autres points. L'auscultation, très-attentive et long-temps continuée, ne me donne aucun signe de bruit respiratoire sous la clavicule gauche; je l'entends, mais très-affaibli, sous la clavicule droite; sous les deux

aisselles, le bruit d'expansion pulmonaire se tra-
duit plus fort à droite qu'à gauche; dans tous les
autres points de la poitrine, en avant comme en
arrière, il est normal; je remarque toujours le
bruit prolongé de l'expiration. Un râle muqueux
très-faible existe à gauche, au-dessous du point
où je n'entends pas la respiration.

J'ausculte comparativement la poitrine du mari
de madame B..., homme d'une constitution athlé-
tique et dont le bruit d'expansion pulmonaire est
porté au summum de l'état normal. L'oreille, al-
ternativement portée d'une poitrine à l'autre, me
rend extrêmement sensibles les phénomènes que
je viens de marquer chez la malade (1).

L'état général de la malade est très-satisfaisant.
Évidemment elle est moins maigre, plus forte,
plus colorée; elle mange souvent avec plaisir, et
digère bien, va régulièrement à la garde-robe
tous les jours; elle ne tousse presque plus, l'ex-

(1) Je recommande beaucoup cette exploration comparative d'une
poitrine saine et d'une poitrine malade aux jeunes patriciens qui ne
sont pas encore bien familiarisés avec l'auscultation. Elle m'a rendu
souvent de grands services.

pectoration est tarie, elle n'est plus tourmentée pendant la nuit par la chaleur et par les sueurs, elle n'éprouve plus des douleurs sternales et dorsales, son pouls est à l'état normal, elle se dit guérie. Même prescription.

Une chose à remarquer, c'est que la femme B... ne se borne pas à la quantité de sel que je lui prescris tous les matins. Tous les aliments lui paraissent fades, et elle les assaisonne fortement de sel ; elle en ferait un abus si on ne la surveillait pas.

L'amélioration, dans l'état général de madame B..., fut si rapide et si réel, que deux mois après le commencement de ce traitement elle put reprendre le travail pénible de son état. A cette époque, son embonpoint, sa coloration et ses forces étaient revenus. Plus de toux, plus d'expectoration, plus de sueurs nocturnes, plus de douleurs dans la poitrine; et le 14 août elle cessa complètement l'usage du chlorure de sodium.

Ce jour, je fis une nouvelle exploration de la poitrine. La percussion donne un son moins clair sous la clavicule gauche que dans le reste de la poitrine. A l'auscultation, le bruit respiratoire s'entend très-bien à droite sous la clavicule, mais il est plus faible que dans l'état normal; à gauche il est encore plus faible et plus obscur, mais on le distingue, et au-dessous de ce point il paraît même exagéré.

Le 27 septembre, la femme B... vint me voir, et je la trouvai dans l'état le plus satisfaisant. Je l'ai revue dans le mois de décembre dernier, sa santé n'avait souffert aucune atteinte.

Réflexions. Y a-t-il une maladie autre que la tuberculisation pulmonaire à son début qui donne lieu à l'ensemble de symptômes généraux et locaux qu'a présentés la femme B...? Le changement soudain qui s'est opéré dans la santé de cette femme est-il dû à l'usage du sel marin? Voilà des questions que je soumets à l'attention consciencieuse des praticiens, parce que la solution que je leur donnerais moi-même pourrait paraître le résultat d'une prévention naturelle à tous ceux qui préconisent un traitement nouveau.

OBSERVATION DE PHTHISIE AU DEUXIÈME DEGRÉ.

Mademoiselle Rose Jacob, âgée de vingt-quatre ans, née à Namur, à Paris depuis sept ans, grande et forte fille en apparence, visage coloré, yeux bleus, cheveux châtains, peau blanche et fine, chairs molles, portant tous les attributs du tempérament dit lymphatique, a toujours joui d'une bonne santé jusqu'à l'âge de vingt ans. Son père est mort à quarante-cinq ans, à la suite d'un accident; sa mère a cinquante-cinq ans et vit bien portante. Ses frères et sœurs, au nombre de sept, étaient tous robustes et bien portants. Au mois de janvier 1835, six mois après un premier accouchement, qui n'offrit rien d'insolite, elle fut prise d'une métrorrhagie assez inquiétante pour qu'elle réclamât les secours de l'art. Elle entra à l'hôpital de la Pitié, service de M. Louis; elle en sortit guérie un mois après. Sa santé fut assez bonne jusqu'à l'apparition de la grippe, en janvier 1837. Atteinte de l'épidémie régnante, elle la subit dans toute son intensité, et depuis lors elle est toujours malade. Dans le printemps de 1837, elle est entrée à l'hopital de la Charité, service de M. Andral, pour un *point de côté* et un *crachement de sang;* ce sont les expressions de la malade. Sortie de l'hôpital le 29 mai de la même année, elle a passé tout l'été à la campagne, où elle n'a éprouvé d'autre incommodité qu'une toux fréquente et sèche qui l'a beaucoup fatiguée. Revenue à Paris, au mois d'octobre 1837, elle contracta, en arrivant, un rhume intense; elle éprouva, quelques jours après, un crachement de sang peu abondant, qui s'était répété trois fois jusqu'au 5 novembre, jour où je vis la malade.

Je la trouvai dans l'état suivant: amaigrissement sensible et que je peux apprécier, ayant eu occasion de voir la malade antérieurement; pommettes saillantes ; yeux caves; toux presque continuelle, tantôt petite et sèche, revenant tantôt par quintes, suivie de crachats visqueux et filants, mêlés à une grande quantité de matière séreuse; au milieu de ces crachats, tels que je viens de les

décrire, il s'en trouve un seul plus épais, grisâtre,
parfaitement circonscrit, et se distinguant très-
bien des autres.

La voix est altérée et très-rauque, la respiration difficile et fréquente. Le pouls est à quatre-
vingt-dix pulsations, la chaleur de la peau intense;
pas de douleurs dans la poitrine ni dans le dos ;
mal de gorge et douleur dans le trajet de la trachée; l'exploration de la gorge fait apercevoir
une rougeur intense de la membrane muqueuse,
sans fausses membranes ni ulcérations.

La percussion de la poitrine donne un son mat
très-manifeste sous les deux clavicules, plus mar-
qué cependant à gauche qu'à droite. Le son est
normal dans le reste de la poitrine. A l'auscultation, le bruit respiratoire ne s'entend pas au sommet des poumons; dans le reste de la poitrine,
je perçois très-distinctement du râle sibilant et du
râle muqueux, selon les points où je porte mon
oreille.

La malade se plaint de céphalalgie, de soif;
l'appétit est nul; elle a été reglée assez abondam-

ment le mois dernier. Rien à noter dans les autres appareils.

J'avais d'abord évidemment affaire à une inflammation aiguë de toute la membrane muqueuse aé-
rienne, et mon premier soin était de dégager cette
complication des signes plus graves que je venais
de reconnaître. Une saignée du bras, des cataplas-
més émollients sur la poitrine et sur le cou, des
boissons pectorales et gommeuses, firent disparaître cette broncho-trachéite. Les phénomènes
de réaction ayant cessé, les quintes de toux se
dissipèrent, mais non pas cette petite toux continuelle, presque toujours sèche et ne donnant lieu
qu'à deux ou trois crachats par jour, arrondis et
grisâtres; l'amaigrissement augmentait tous les
jours; tous les jours aussi un accès de fièvre se
manifestait le soir; et la malade présentait alors
cette vivacité des yeux, cette coloration des pommettes qui, de tous les temps, ont été signalées
comme propres à la phthisie pulmonaire. Pas
de sueurs nocturnes. L'appétit était médiocre;
la malade, dégoûtée des boissons mucilagi-

neuses et pectorales dont elle était gorgée depuis long-temps, de la nourriture lactée à laquelle elle s'était rigoureusement soumise, appétait vivement un changement de régime.

Le 22 novembre, exploration de la poitrine. Percussion : son mat sous les deux clavicules ; sonoréité normale dans le reste de la poitrine. Auscultation : absence du bruit respiratoire au sommet des poumons ; bruit rude et comme *râpeux* (1) à gauche, au-dessous de la clavicule ; un peu de râle muqueux au-dessous de ce point ; à droite, dans un point très-circonscrit, au-dessous de la clavicule, râle humide à grosses bulles ; des deux côtés, expiration prolongéee.

Les organes digestifs étant en bon état, je prescrivis le régime suivant : tous les matins, pendant huit jours, un gros de sel marin dans une tasse de bouillon.

Nourriture forte et énergique, composée surtout de bœuf et de mouton grillés et rôtis.

(1) Cette expression, qui me paraît extrêmement propre à caractériser ce phénomène, a été proposée par M. Hirtz, de Strasbourg. Voyez son excellent mémoire dans *la Presse médicale*, janvier 1837.

Pour boisson, vin vieux trempé d'eau.

Petite promenade au soleil, toutes les fois que le temps le permettra.

Le 2 décembre, je revois la malade. La toux et l'expectoration ont diminué ; depuis deux jours, il n'y a pas eu de fièvre ; le pouls bat à peine soixante fois ; la malade mange avec plaisir et sent revenir ses forces.

Même prescription.

Le 17, l'amélioration est plus marquée ; la toux est très-rare et n'est plus suivie d'expectoration. L'état général est très-satisfaisant, la coloration de la face est uniforme et plus par plaques ; l'appétit est vif, les forces et l'embonpoint reviennent avec rapidité.

Même prescription.

Le 30, l'exploration de la poitrine ne me fait découvrir aucune espèce de râle. Les autres phénomènes subsistent comme je les ai notés le 22 novembre. La santé générale s'améliore de jour en jour.

Le 16 janvier, la malade a repris ses habitudes et ses occupations habituelles ; elle tousse à peine ;

elle n'a plus de fièvre ; elle n'a jamais eu tant d'appétit. Je fais supprimer le sel.

Je l'ai revue dans le mois de mars de la même année, elle était bien portante Je sais que sa santé n'a souffert aucune atteinte à l'époque où je rédige cette observation (février 1839).

(Février 1840.) Rose Jacob est cuisinière à Paris, rue des Petites-Écuries. Sa santé n'a été nullement altérée depuis cette époque. Elle a fait, avec ses maîtres, un voyage en Angleterre, où elle a séjourné six mois sans inconvénient (1).

Réflexions. — Il ne m'est pas possible de ne pas admettre que Rose Jacob ne fût atteinte de tubercules pulmonaires, et que, quand elle a été soumise à mon observation, elle ne présentât cet état de la maladie communément désigné sous le nom de second degré, état dans lequel les tuber-cules commencent à se ramollir et les cavernes à se former. J'avoue que , n'en étant alors qu'à mon

(1) Au moment où je revois les épreuves de cette feuille , Rose Jacob est venue me consulter pour savoir si elle pouvait sans danger aller faire un voyage en Belgique, son pays. Un examen attentif de sa poitrine ne m'a pas fait découvrir qu'il y eût eu une nouvelle *poussée* de tubercules. Sa santé s'est maintenue bonne.

second essai, il ne m'a fallu rien moins que cette conviction profonde que la malade était vouée à une mort certaine et que toutes les autres ressources de l'art me paraissaient impuissantes pour enrayer cette maladie, pour que j'aie osé, dans des circonstances si défavorables, recourir à un agent dont je ne connaissais pas encore toute la puissance. Son effet a été rapide et durable. Depuis plus de dix-huit mois, Rose Jacob jouit d'une bonne santé, et si le scepticisme scientifique mettait en doute la disparition des tubercules pulmonaires, scepticisme qui ne me paraît pas légitime, toujours est-il que l'influence du sel marin a dissipé des symptômes locaux et généraux dont la gravité ne pourrait être contestée par personne.

Ma conviction est d'autant mieux fondée que, par un hasard dont je ne peux que me féliciter, l'histoire de cette malade a été recueillie à la Charité par M. Fournet, et qu'il a consigné en ces termes son diagnostic dans son ouvrage : « Au moment de l'entrée de la malade à l'hôpital, nous trouvâmes dans la partie inférieure du côté gau-

che de la poitrine les signes d'un léger épanche-
ment pleurétique, et dans les deux sommets, les
signes que j'ai rattachés à la première phase de la
première période de la phthisie. Puis, l'épanche-
ment augmente successivement ; les signes locaux
observés dans les sommets de la poitrine passè-
rent graduellement par des degrés et des formes de plus en plus avancées ; les phénomènes
généraux de la fièvre hectique devinrent également plus prononcés chaque jour, de telle sorte
que le 29 mai, jour où la malade voulut sortir de
l'hôpital, on constatait dans le sommet du côté
gauche de la poitrine, tous les signes d'une infiltration tuberculeuse confluente et d'un commencement de cavernes. Ces derniers signes man-
quaient du côté droit. L'ensemble général de la
malade, réuni aux signes locaux, ne pouvait laisser aucun doute sur la nature de la maladie dont
elle était atteinte. » (*Recherches cliniques sur l'auscultation*, *etc.*, page 860.)

Il faut admettre ou que M. Fournet et moi nous
sommes trompés sur le diagnostic de cette mala-

die, ou bien que c'est bien là en réalité un cas des plus graves de phthisie enrayée dans sa marche rapide.

OBSERVATION DE PHTHISIE AU TROISIÈME DEGRÉ.

M. Théodose de N....., âgé d'environ cinquante ans, ancien conseiller à la cour royale de Toulouse, logé à Paris, rue de Babylone, n° 5. Tempérament éminemment lymphatique, cicatrices strumeuses autour du cou, santé habituellement languissante, rhumes fréquents. En 1828, M. de N....., a eu une pneumonie dont il fut traité par M. Baron. Depuis cette époque, il a toujours toussé ; et sa santé a été en s'affaiblissant. De grands chagrins, dus aux événements politiques et à des pertes douloureuses, ont encore aggravé sa position.

Le 2 octobre dernier, appelé auprès de lui, je le trouvai dans l'état suivant : Constitution appauvrie et ruinée, maigreur extrême, faiblesse profonde ; le malade, qui jouit d'une énergie peu commune, et qui, depuis plusieurs mois, lutte contre un affaiblissement graduel, peut à peine se lever de sa chaise et faire quelques pas dans sa chambre. Voix faible et rauque, dyspnée très-grande ; toux incessante et augmentant par quintes ; expectoration abondante de matières muqueuses et de crachats opaques, grisâtres ; le matin, ils sont, dit le malade, striés de sang. Le malade a craché plusieurs fois du sang en petite quantité. Je fais coucher le malade pour procéder à l'examen de la poitrine. La percussion est douloureuse, et sur les instances de M. de N....., après quelques tentatives, je cesse ce mode d'exploration. Auscultation : râle caverneux à droite au sommet du poumon, absence du bruit d'expansion pulmonaire dans une grande étendue du même poumon ; on ne le perçoit qu'en arrière et en bas, où il est mêlé de râle crépitant. A gauche, pectoriloquie évidente ; même absence du bruit respiratoire.

Chaleur de la peau, pouls petit et fréquent (quatre-vingt-dix-huit pulsations). Appétit nul,

un peu de diarrhée. Sueurs nocturnes abondantes.

Le malade n'a fait aucun traitement, n'a suivi
aucun régime. Depuis long-temps il se nourrit
mal et fort irrégulièrement.

Prescription. — Un gros de sel marin dans du
bon bouillon tous les matins. Je recommande au
malade de se nourrir un peu et de faire usage de
viande grillée.

Le 10 octobre, le malade me fait appeler pour
que je lui prescrive la quantité d'aliments qu'il
peut prendre ; l'appétit est revenu et il craint de
trop manger. Je le trouve, en effet, dans un état
d'amélioration évidente. La toux et l'expectoration ont diminué, ainsi que la chaleur de la peau
et la fréquence du pouls. Ses crachats ne sont
pas striés de sang, mais ils n'ont pas subi d'autre
changement ; ils sont toujours gris et opaques. Les
forces commencent à revenir ; le malade reste levé
une grande partie de la journée. La dyspnée est
moins grande, les sueurs nocturnes moins abondantes.

Même prescription : alimentation plus abondante et composée surtout de bouillons , de viande grillée, d'un peu de vin de Bordeaux.

Le 22 octobre, M. de N..... se sent assez de forces pour présider à son déménagement ; malgré mes conseils, il déplace et replace lui-même les livres d'une bibliothèque très-nombreuse et une collection de plusieurs centaines de tableaux. Il n'éprouve d'autre inconvénient qu'un peu de fatigue.

Il continue toujours l'usage du sel, et augmente tous les jours son alimentation.

Le 3 novembre, l'amélioration continue et devient de plus en plus en plus sensible. M. de N..... est sorti deux fois et a fait à pied deux courses assez longues sans résultat fâcheux. La toux est encore fréquente, mais ne revient plus par quintes ; la matière de l'expectoration, beaucoup moins abondante , ne se compose plus que de crachats muqueux, baignés dans une grande quantité de sérosité. La respiration est plus facile. La percussion de la poitrine me donne un son plus clair qu'à l'état normal à la partie antérieure et supérieure du thorax ; en arrière et en bas le son est normal. A l'auscultation, j'entends le bruit amphorique à droite. Pas de gargouillement, pas de pectoriloquie.

L'appétit est complétement revenu ; la diarrhée a cessé ; depuis trois ou quatre jours le malade a très-peu sué la nuit.

Même prescription. J'insiste particulièrement sur une alimentation énergique.

Le 30 novembre, une exploration très-attentive de la poitrine ne me fait découvrir d'autre phénomène qu'un bruit particulier pendant l'inspiration, bruit que je n'avais jamais entendu et qu'on pouvait comparer à celui que fait un soufflet de cheminée au moment où il se remplit d'air. Dans les autres parties de la poitrine, j'entends le bruit d'expansion pulmonaire, et dans quelques points il paraît exagéré.

La toux est devenue plus rare, et n'est suivie que de loin en loin de quelques crachats muqueux. Toute l'économie a reçu une modification puissante, qui a ramené les forces et un peu d'embonpoint. M. de N..... se dit guéri et veut cesser l'emploi du sel. Je lui recommande d'en faire usage encore pendant huit à dix jours.

Le 15 décembre, nouvelle exploration poitrine. La percussion donne un son moins clair que la dernière fois ; sous les clavicules il l'est beaucoup moins que je l'avais noté antérieurement. A l'auscultation, je perçois le même bruit dont j'ai parlé, mais moins fort et moins brusque. Un peu de râle muqueux.

Tous les symptômes locaux et généraux ont presque entièrement disparu ; M. de N..... est à peu près dans un état de santé normal ; il assure ne s'être jamais mieux porté.

Je supprime l'emploi du sel après soixante-quatorze jours de son usage.

A la fin de février dernier, j'ai revu M. de N..., qui, malgré qu'il n'ait point rigoureusement suivi le régime d'alimentation que je lui ai prescrit, est cependant mieux portant qu'il n'ait jamais été. Il mêle beaucoup de sel à ses aliments comme moyen de précaution , selon son expression.

A cette époque, le bruit particulier que j'ai noté était devenu très-faible, et le bruit d'expansion pulmonaire s'entendait partout, excepté sous les deux clavicules, où se passait le phénomène noté.

J'omettais de dire que pendant le traitement, M. de N....., en accrochant un tableau, fit une chute de douze à quinze pieds d'élévation; que sa tête vint frapper contre l'angle d'un poêle, et qu'il en résulta une incision cruciale de trois à quatre pouces d'étendue, blessure qui ne comprit heureusement que les téguments du crâne. Des bandelettes agglutinatives et un pansement simple suffirent pour amener une cicatrisation complète au bout de huit à dix jours.

Réflexions. Cette observation mérite certainement une grande attention. Voilà les signes et les symptômes de la phthisie pulmonaire, dite au troisième degré, l'émaciation, le début de la diarrhée colliquative, les sueurs nocturnes, le gargouillement et la pectoriloquie; en un mot, les phénomènes formidables d'une maladie arrivée à l'époque où elle est universellement reconnue incurable ; voilà, dis-je, ces phénomènes enrayés de la manière la plus évidente sous l'influence du sel marin. Si l'on remarque que cette phthisie était essentiellement chronique, que la maladie remontait à plusieurs années ; que ses progrès, quoique lents, étaient cependant marqués, et sa terminaison nécessairement fatale ; que l'affection était arrivée à son dernier degré, et qu'il n'a fallu cependant que deux mois à peine pour modifier l'économie entière d'une manière aussi énergique ; si l'on remarque encore que le sujet de cette observation était dans les conditions les plus déplorables ; que j'avais affaire à une constitution ruinée et à une organisation complétement détériorée, on partagera la consolante idée qui m'anime de pouvoir ne pas désespérer de la guérison de la phthisie pulmonaire.

Il n'est point de médecin qui, en lisant ces lignes, n'éprouve une pensée douloureuse au souvenir de quelque scène de destruction actuellement soumise à son observation. Je le conjure d'oser essayer une médication d'ailleurs entièrement inoffensive. Il ne fera pas de mal à son malade, et il peut le guérir. Qu'il se demande si par les moyens généralement employés, si par le régime lacté, par les émissions sanguines, par les exutoires, par la foule de remèdes qui ont été tour-à-tour préconisés; si par l'acide hydrocyanique, nouvellement remis en faveur, on a cité une observation aussi consolante que celles et surtout que la dernière que je viens de rapporter, et il sera peut-être encouragé à expérimenter la médication que je propose.

L'étendue que nous pouvons donner à ce travail ne nous permet pas de nous appesantir avec autant de détails sur les autres observations. Nous n'en présenterons que les circonstances les plus importantes.

CAS DE PHTHISIE AU DEUXIÈME DEGRÉ.

Mademoiselle B...., âgée de vingt ans, sous-maîtresse de pension à Neuilly, a été atteinte d'hémoptysie dans le mois d'avril 1839, quelques jours après la mort d'une de ses sœurs, qui succomba à la phthisie pulmonaire. Cette malade présentait tous les signes rationnels d'une phthisie assez avancée quand elle se confia à mes soins, au mois d'août dernier. Soumise à l'emploi du chlorure de sodium à doses progressives, à une alimentation fortement réparatrice et à tous les autres moyens hygiéniques dont il a été question, la maladie de mademoiselle B.... a été enrayée; tous les accidents ont successivement disparu; l'embonpoint est revenu, et la malade a passé l'hiver dans un état à peu près complet de santé.

CAS DE PHTHISIE AU PREMIER DEGRÉ.

Mademoiselle S...., couturière, rue du Cherche-Midi, n° 42 ; vingt-quatre ans, constitution lymphatique. Son père est mort de phthisie à l'âge de vingt-quatre ans. Cette malade, qui a été examinée par M. le docteur Fontan, a été prise, au mois de décembre dernier, d'accidents graves du côté de la poitrine. L'auscultation et la percussion offraient tous les signes d'une infiltration tuberculeuse commençante. Les symptômes généraux étaient graves. Soumise à notre traitement vers le 15 janvier, elle s'est rapidement rétablie, et les phénomènes inquiétants ont complétement cessé au bout d'un mois de l'emploi du chlorure de sodium.

CAS DE PHTHISIE FORT AVANCÉE.

Mademoiselle B...., rue Hautefeuille, n° 3o, âgée de quatorze ans; phthisie très-avancée, cavernes au sommet du poumon droit, émaciation extrême, symptômes généraux très-graves. Cette malade a été vue par MM. les docteurs Baron et Scott. Le traitement, commencé le 13 avril 1839, a été termine à la fin du mois de mai, et a été suivi d'une guérison complète.

CAS DE PHTHISIE AU DEUXIÈME DEGRÉ.

Le gendre d'un de nos confrères des départements, jeune homme de vingt-cinq ans, me fut

présenté dans le mois de juin 1839, offrant tous
les symptômes d'une phthisie au deuxième degré.
Au mois d'octobre, son beau-père m'a écrit une
lettre d'où j'extrais le passage suivant :

« Notre malade a rigoureusement suivi le régime
que vous lui avez prescrit. C'est avec un bien vif
sentiment de plaisir et de reconnaissance que je
vous annonce que sa santé s'est améliorée d'une
manière inespérée. Plus de toux, plus d'hémoptysies, plus de fièvre, plus de sueurs nocturnes.
L'appétit est merveilleux, et les forces sont si bien
revenues qu'il a fait, il y a huit jours, sans fatigue et sans résultat fâcheux, une partie de chasse
assez longue. »

CAS DE PHTHISIE AU DÉBUT.

M. Gustave S...., âgé de vingt-un ans, a été
obligé de quitter l'école Polytechnique pour défaut
de santé. Il éprouve des douleurs fort vives dans le
dos et dans la poitrine toutes les fois qu'il travaille
un peu assidûment. Deux hémoptysies qui se

sont succédé à un mois d'intervalle l'ont beaucoup effrayé; il tousse continuellement, il maigrit,
il sue la nuit. Les signes locaux donnés par l'auscultation ne sont pas assez évidents pour qu'il y
ait certitude de l'existence de tubercules pulmonaires, mais cette existence devient très-probable
par l'ensemble des symptômes généraux. C'est
d'ailleurs l'opinion d'un de nos confrères les plus
distingués qui m'a envoyé le malade. Deux mois
de traitement ont suffi pour le ramener complétement à la santé.

Nous pourrions multiplier beaucoup l'exposé
des faits de ce genre; mais il nous semble que
ceux qui ont été cités sont suffisants pour apprécier la valeur de la médication que nous préconi-
sons. Nous croyons qu'il sera plus utile de la faire
connaître dans ses détails, et c'est par là que nous
terminerons ce travail.

MÉDICATION GÉNÉRALE.

RÉGIME ALIMENTAIRE.

L'alimentation se compose presque exclusivement de viande de bœuf et de mouton grillée ou rôtie, de bons bouillons, de gelées de viandes. Il est fort important de recommander aux malades de manger peu à la fois, et de faire plusieurs petits repas par jour au lieu de n'en faire qu'un ou deux copieux. Au commencement de la maladie il est rare que l'appétit soit entièrement perdu, et il est facile alors de prescrire et de doser l'alimentation. Mais à une époque avancée il arrive souvent que les malades sont profondément dégoûtés de toute nourriture, qu'ils n'appètent rien ou qu'ils ne désirent que des choses nuisibles ou peu profitables. C'est dans ces cas difficiles que l'emploi du chlorure de sodium à petites doses produit des résultats très-favorables. L'appétit revient presque toujours après quelques jours

de son administration, et j'ai été bien souvent
étonné de voir un changement si rapide et si
complet dans les fonctions digestives.

EMPLOI DU CHLORURE DE SODIUM.

J'ai fait beaucoup d'essais pour administrer
d'une manière aussi peu désagréable que possible
le chlorure de sodium. Je l'ai donné d'abord en
dissolution dans de l'eau ou du bouillon ; pour de
petites doses, c'est encore ce qui m'a le mieux
réussi ; mais aussitôt que l'on passe la dose de
quatre grammes (un gros), le liquide est si salé
que certains malades éprouvent beaucoup de
peine à l'ingérer. J'ai prescrit d'envelopper le sel
dans du pain à chanter trempé ; mais il en résulte
des sortes de bols trop gros et d'une déglutition
difficile. Je l'ai fait incorporer dans la pâte de pain,
et pour les malades qui peuvent manger, ce moyen
m'a très-bien réussi. Cependant, il n'est pas facile
de faire préparer convenablement le pain destiné
aux malades. Plusieurs boulangers de Paris y ont

échoué, et je ne prescris plus d'autres pains de ce genre que ceux préparés à la pharmacie Pellerin, rue de la Vieille-Bouclerie, n° 17. Ces pains sont très-agréables au goût, très-appétissants et peuvent supporter une plus forte dose de chlorure de sodium que ceux préparés dans les boulangeries.

Chaque praticien peut varier, du reste, à l'infini le mode d'administration de ce médicament. Voici les règles que je crois utile de suivre dans son emploi.

Constater d'abord l'état des organes digestifs, et différer l'emploi du chlorure de sodium, s'ils présentent des symptômes d'inflammation. La diarrhée n'est pas toujours un motif suffisant de m'abstenir; plusieurs fois il m'est arrivé de la voir disparaître sous l'influence de ce médicament. D'autres fois, au contraire, il la provoque; mais il ne faut pas s'en effrayer, car elle disparaît presque toujours au bout de peu de temps, malgré que les malades n'aient point cessé l'usage du chlorure de sodium.

Il importe de ne pas commencer par une dose plus forte que celle de 2 grammes. Ainsi, si c'est dans le bouillon qu'on le fait prendre, on prescrit 2 grammes de chlorure de sodium dans une petite tasse de bouillon. Au bout de trois ou quatre jours, on augmente d'un gramme, quelques jours après d'un autre gramme, et on peut arriver ainsi progressivement jusqu'à 6 et 8 grammes, dose à laquelle je conseille de s'arrêter toujours. Si c'est dans le pain, on prescrit un pain de 45 grammes dans lequel on incorpore les mêmes doses progressives de chlorure de sodium, la quantité de pâte restant toujours la même.

Le premier et presque inévitable effet de l'emploi de ce médicament est de provoquer la soif. J'ai reconnu qu'il était imprudent de ne pas satisfaire cette soif. Pour si peu que les malades soient irritables et prédisposés à la fièvre, celle-ci s'allume avec plus ou moins d'intensité sous l'influence de la soif. Mais il est tout aussi important de ne pas désaltérer les malades avec des boissons émollientes ou légèrement acides dont l'effet est de paralyser les forces digestives de l'estomac et de fournir un sang séreux.

J'ai pour habitude de prescrire la tisane suivante :

Gentiane contuse	8 grammes.
Ecorces d'oranges	4 grammes.
Eau	1,000 grammes.
(Faites bouillir, passez et ajoutez)	
Sirop de gomme	64 grammes.

A prendre froid par petites tasses.

Il arrive souvent que le chlorure de sodium détermine de la diarrhée. Dans les premiers temps cette circonstance me faisait suspendre son emploi. J'ai vu depuis qu'elle s'arrêtait d'elle-même au bout d'un jour ou deux, malgré que la dose du chlorure eût été souvent augmentée , et aujourd'hui , à moins que la diarrhée ne soit très-forte et s'accompagne de coliques et de ténesmes, je ne m'arrête pas dans l'administration du médicament pour quelques selles plus nombreuses et plus abondantes. Cependant je n'administre jamais le chlorure de sodium quand la diarrhée existe ; avant de le prescrire je cherche à combattre cet accident, et je dois dire que, de tous les moyens, celui qui m'a le mieux réussi , c'est le traitement récemment préconisé par M. le docteur Mondière de Loudun , et qui consiste en des lavements albumineux et une tisane albumineuse (1).

L'époque de la maladie où l'on doit administrer le chlorure de sodium est chose très-importante. Plus on est rapproché de l'époque du début de cette affection, plus grandes sont les chances d'une complète guérison. Il m'est souvent arrivé d'être appelé auprès des malades qui n'avaient plus que quelques jours à vivre et dont la désorganisation pulmonaire était portée au point que c'eût été folie de les soumettre au chlorure de sodium. J'ai obtenu , il est vrai, quelques succès dans des cas de phthisie très-avancée, alors que bien évidemment existaient des cavernes, et que

(1) Voir *L'Expérience* et la *Gazette des Médecins-Praticiens,* 1839.

sans nul doute la mort était imminente et prochaine. Mais ces faits sont peu nombreux relativement à ceux où le chlorure de sodium n'a pu empêcher une terminaison fatale, et dans les circonstances dont je viens de parler, c'est-à-dire, dans les derniers temps de la maladie, dans une émaciation complète avec diarrhée colliquative, avec gargouillement très-prononcé, etc., il serait téméraire de rien espérer de l'emploi du chlorure de sodium. Dans ces cas encore il est fort remarquable que ce médicament redonne quelque appétit aux malades, et plus d'une fois, cédant à la sollicitation de parents ou d'amis, j'ai pu croire avoir prolongé de quelque temps la vie de plusieurs malheureux phthisiques.

Grâce aux progrès récents du diagnostic, pour reconnaître la tuberculisation pulmonaire, le médecin n'en est plus réduit à attendre qu'une portion étendue de l'organe soit envahie, ou qu'une vaste désorganisation ait rendu tout espoir de guérison impossible. Avec de l'attention, beaucoup de soin et une grande habitude, on peut arriver, presque toujours, à reconnaître la phthisie pulmonaire dès son début, et à placer ainsi le malade dans les conditions favorables pour combattre cette cruelle maladie. C'est donc dès le début ou dès les premiers temps de la maladie que l'efficacité du traitement que je propose est incontestable. Les faits nombreux observés soit par moi, soit par les médecins qui l'ont mis en usage, ne me permettent pas de conserver un doute sur ce point. La modification apportée à la tuberculisation pulmonaire par l'emploi du chlorure de sodium est réelle et frappante. Cette modification se fait encore sentir à une époque éloignée du début de la maladie, plusieurs faits me l'ont prouvé; mais tout-à-fait à la fin, cette modification n'arrive plus qu'exceptionnellement.

La durée de l'emploi du chlorure de sodium est variable et ne peut être indiquée d'une manière absolue. Ses premiers effets se font sentir, terme moyen, au bout de cinq à six jours, quelquefois plus tôt, quelquefois plus tard. C'est d'abord l'appétit qui est influencé d'une manière notable. Les

malades sentent le besoin de manger plus souvent, et quelquefois il m'a été nécessaire de ne
pas les satisfaire complètement sur ce point. On
comprend que par l'effet d'une nourriture plus
abondante les grandes fonctions physiologiques
sont nécessairement modifiées. La nutrition s'opère
mieux, les forces reviennent ; si les sueurs nocturnes existaient, elles diminuent et se suppriment,
le mouvement fébrile se ralentit et disparaît, en
un mot tout l'organisme participe à une sorte de
mouvement de reconstruction plus ou moins rapide. Deux mois, deux mois et demi de l'usage du
chlorure de sodium à doses progressives m'ont été
presque toujours suffisants pour arriver à ce résultat. A ce terme je commence les doses décrois-
santes de manière à en cesser graduellement
l'usage après trois mois ou trois mois et demi.

A l'usage de ce médicament, je joins habituellement celui du cresson de fontaine, soit en nature,
saupoudré de sel seulement, soit avec des viandes
rôties ou grillées, soit enfin le jus exprimé de cette
plante.

Je me suis très-bien trouvé également de prescrire aux malades de couper leur vin pendant le
repas avec une infusion de quinquina (16 grammes de quinquina rouge en poudre dans un litre
d'eau , infusé à froid pendant 12 heures et filtré).
C'est une boisson tonique dont les malades retire-
ront de grands avantages.

TRAITEMENT LOCAL.

Je ne dois pas m'étendre longuement sur le
traitement local de la phthisie pulmonaire, parce
que d'abord je n'y ai apporté aucune modification
bien importante et que je ne veux pas répéter ce
qui se trouve partout, et ensuite parce que je ne
lui attribue pas de grandes propriétés et une grande
valeur. Je vais donc passer succinctement en revue les principaux symptômes locaux auxquels
donne lieu la phthisie pulmonaire, ainsi que les
complications les plus fréquentes.

1° *Douleurs.*

Beaucoup de phthisiques se plaignent de douleurs diverses. Le plus fréquemment ces douleurs ont leur siége entre les deux épaules et sous le sternum. A la douleur se joint fréquemment aussi une sensation de chaleur fort incommode dans la gorge et dans le trajet de la trachée. Je suis très-sobre, dans la phthisie, des opiacés, des boissons pectorales, de potions gommeuses, etc. ; et avant de les prescrire, j'essaie si par d'autres moyens qui plaisent plus aux malades et qui n'affaiblissent pas autant les voies digestives, je puis calmer la douleur et éteindre cette sensation d'ardeur qui les fait tant souffrir. Je me suis très-bien trouvé, à cet égard, du moyen suivant, continué pendant un certain temps, et que, tout simple qu'il est, je recommande vivement à mes confrères ; c'est une purée un peu liquide, préparée de la manière suivante :

Faites bouillir dans l'eau une quantité suffisante de carrottes ;

Ecrasez et passez-les ;

Délayez dans du bon lait et quantité suffisante de sucre ;

Aromatisez avec du zest de citron.

A prendre en quantité voulue par le malade.

2°. *Dyspnée.*

La dyspnée est le symptôme qui inquiète et fatigue le plus les malades. Malheureusement c'est aussi celui qu'il est le plus difficile de combattre. Chez les sujets très-nerveux, alors que l'intensité de la dyspnée n'est pas en proportion avec l'étendue ou la gravité de l'affection pulmonaire, je me suis très-bien trouvé de faire fumer à ces malades de petites cigarettes de datura stramonium.

3°. *Toux.*

La toux n'est pas non plus toujours en rapport avec l'étendue de la tuberculisation ; probablement qu'elle l'est souvent avec le siége; mais toujours est-il qu'on voit des malades très-gravement atteints qui toussent à peine ou pas du tout, tandis que d'autres chez qui l'affection est encore très-bornée toussent continuellement ou bien éprouvent des quintes très-fatigantes. J'ai essayé un très-grand nombre de moyens pour pallier ce symptôme local, et ils sont nombreux. Mais dans ces cas encore, je dirige tous mes efforts vers le but de faire contraster le moins possible le traitement local avec le traitement général. Aussi est-ce avec beaucoup de réserve que je prescris toutes les boissons dites pectorales, soit sous forme de tisane, soit sous forme de sirop, qui présentent le grand inconvénient de paralyser les forces de l'estomac sans résultat appréciable pour les poumons. Par le même motif je m'abstiens autant que possible des opiacés et des solanées vireuses, si fort en vogue auprès de quelques praticiens. J'ai recueilli plus d'avantages de l'usage populaire de la pâte de Regnauld aîné que de tout autre moyen; elle n'a pas les inconvénients des autres pectoraux, et elle présente tous leurs avantages; cette pratique, à cet égard, est celle des médecins les plus recommandables, tels que MM. Récamier, Pariset, Bousquet, Blache, etc. Du reste, c'est une chose bien importante de chercher à calmer la toux des phthisiques, c'est le symptôme qui occupe et inquiète le plus ces malheureux mala-

extrêmement énergique sur le canal intestinal ,
dont il tarit complétement la sécrétion muqueuse.
De là une constipation opiniâtre, qui peut exercer
quelque influence fâcheuse sur les malades. Je
conseille de leur faire prendre un lavement de
petit-lait tous les jours pendant l'administration
du tannin, ainsi qu'un ou deux jours après. Le
tannin est du reste un médicament fort précieux ,
dont l'étude thérapeutique n'a peut-être pas été
faite avec tout le soin qu'il mérite, et que je me
propose d'expérimenter non-seulement dans l'hémoptysie, mais encore dans les diarrhées et
les sueurs nocturnes des malheureux phthisiques.

5°. *Sueurs nocturnes.*

Quand le chlorure de sodium doit agir d'une
manière favorable sur la phthisie pulmonaire ,
c'est presque toujours en diminuant d'abord , en
supprimant ensuite les sueurs nocturnes , que
cette action favorable se manifeste. De sorte que
je ne me suis pas occupé d'une manière particulière de ce symptôme, si ce n'est à l'occasion de

l'emploi du tannin contre l'hémoptysie ou contre la diarrhée. J'ai quelquefois remarqué qu'en même temps que cette substance amendait ces deux symptômes, elle diminuait aussi les sueurs nocturnes. Je crois qu'on devrait faire dans les hôpitaux quelques expériences à cet égard.

6° *Diarrhée*.

J'ai déjà dit que la diarrhée des phthisiques cédait souvent au traitement albumineux de M. Mondière. Ce traitement si simple a été exposé par M. Mondière de la manière suivante :

Il fait préparer un saccharum ainsi composé :

Eau simple	1 kilogramme ;
Blanc d'œufs bien frais	n° 6 ;
Battez-avec soin et passez ;	
Ajoutez :	
Sirop de sucre	96 grammes ;
Eau de fleurs d'oranger,	q. s.

On fait prendre aux malades, dans l'espace de

vingt-quatre heures, trois ou quatre bouteilles de ce saccharum, par tasses rapprochées, qu'il y ait ou non soif. Si les malades sont altérés, ils dépassent facilement la dose indiquée, ce qui est un avantage; dans le cas contraire, comme ce saccharum est une boisson agréable, ils peuvent encore, sans la moindre répugnance, boire les trois bouteilles prescrites. Les enfants même en consomment facilement une bouteille et demie à deux bouteilles dans ce même intervalle de temps.

En même temps que les malades font usage de ce saccharum, ils prennent trois fois par jour un demi-lavement composé d'eau simple, dans laquelle on bat trois blancs d'œufs; de sorte que vingt-sept à trente blancs d'œufs sont ingérés dans vingt-quatre heures; on a à peu près deux livres d'albumine, car chacun en contient environ une once.

Ce traitement, tel qu'il vient d'être exposé, convient particulièrement aux diarrhées anciennes et abondantes. Alors qu'elle est plus récente et moins abondante, les proportions et les doses

doivent être moins fortes ; nous avons souvent arrêté la diarrhée avec un seul lavement albumineux.

Dans le cours de la phthisie surviennent souvent des pleuropneumonies plus ou moins éten-
dues, mais le plus fréquemment très-circonscrites.
C'est là une circonstance bien fâcheuse, autant
parce qu'il faut dans ces cas suspendre le traitement général plus haut indiqué, que parce qu'il
faut recourir à des émissions sanguines qui affai-
bliront d'autant le malade et qui rendront plus
énergique la fatale tendance à la production tuberculeuse. Dans ces cas cependant, ne vous hâtez pas
trop de prescrire la saignée, auscultez avec le plus
grand soin, voyez jusqu'où s'étend l'engorgement
inflammatoire, et s'il est très-limité, que la douleur
ne soit pas très-intense, les symptômes généraux
très-développés, bornez-vous à prescrire le repos
au lit, des cataplasmes chauds *loco dolenti*, quel-

des ; quand la toux est diminuée, ils croient leur rétablissement prochain, et cette influence morale agit efficacement sur les résultats du traitement.

4°. *Hémoptysie.*

La valeur symptômatologique de l'hémotypsie est encore un sujet de discussion parmi les pathologistes. On sait que M. Louis, dont l'autorité est si grave en pareille matière, assigne à l'hémoptysie une terrible conséquence, puisque, dit-il, elle indique d'une manière infiniment probable, quelle que soit l'époque de son apparition, la présence de quelques tubercules dans les poumons. Laënnec, M. Andral, M. Chomel, et tout récemment M. Fournet, n'admettent pas dans toute sa rigueur cette triste proposition de M. Louis. Mais tout le monde est d'accord pour considérer cet accident comme un symptôme grave, qui doit inspirer des craintes sérieuses et éveiller l'attention du médecin.

Je ne veux pas entrer ici dans l'examen que soulèvent toutes les questions qui se rattachent à l'hémoptysie. Je n'ai d'autre prétention que d'appeler l'attention des praticiens sur la valeur d'un moyen thérapeutique dont j'ai retiré de bons effets dans des cas où avait échoué la série des moyens généralement usités, cas fâcheux qui abattent les forces du malade, altèrent son courage et produisent un découragement moral qui hâte la terminaison funeste.

D'après ce que j'ai déjà exposé dans ce travail, touchant la thérapeutique de la phthisie pulmonaire, on a vu que, contre cette maladie, je conseille un traitement général et un traitement local. A l'affection essentiellement générale, qui a pour conséquence la tuberculisation pulmonaire, j'oppose une série de moyens propres à modifier le principe générateur, l'agent pathogénique de cette cruelle maladie, le sang, en un mot, dont l'altération primitive a pour résultat le tubercule. Mais tout en modifiant la constitution du malade, il faut aussi combattre les accidents symptômatiques qui surviennent, et agir localement quand la gravité des symptômes locaux peut, ou neutraliser les effets de la médication générale, ou empêcher d'y avoir recours. Là, il est vrai, se rencontrent de grandes difficultés. Pour rester fidèle aux principes que j'ai émis, pour faire une thérapeutique logique, il m'a fallu oublier bien des choses qui ont cependant l'autorité de la pratique de médecins célèbres. Ainsi, pour l'hémoptysie, quand je la crois essentiellement liée à la présence de tubercules dans le poumon, et que l'abondance de l'hémorrhagie ne peut pas inspirer des craintes immédiatement sérieuses, je me garde bien de la combattre par la saignée, tant je suis convaincu que les émissions sanguines ne font que donner une nouvelle et plus grande activité à la tuberculisation. J'ai recours aux médicaments dits astringents, à la tête desquels doit être placé le tannin.

Encouragé par la lecture d'un excellent travail de M. Cavarra sur l'action thérapeutique du tannin, dans un cas où l'extrait de ratanhia et le kino avaient été infidèles, je prescrivis les pilules suivantes :

Tannin pour   20 centigrammes.
Gomme arabique pulvérisée   80 centigrammes.
Sirop simple ,   q. s.

Mêlez et divisez en huit pilules.

A prendre quatre pilules par jour, de trois heures en trois heures, pendant deux jours.

L'hémorrhagie qui, quoique peu abondante, durait depuis trois jours , diminua dès la quatrième pilule, et fut entièrement supprimée le jour suivant. Le sujet de cette observation est un jeune homme de dix-sept ans, phthisique au premier degré, qui, soumis à mon traitement depuis deux mois, est revenu à un état de santé presque parfait.

Dans trois autres circonstances, où j'avais à la vérité affaire plutôt à des exhalaïsons sanguines des poumons qu'à de véritables hémorrhagies, je me suis très-bien trouvé de l'emploi des pilules de tannin, administrées de la manière que j'ai indiquée.

Il est une précaution à prendre quand on administre le tannin. Ce médicament a une action

qu'infusion chaude, un looch kermétisé, la diète
ou une diminution dans l'alimentation, et vous
éviterez souvent une déperdition sanguine que je
considère comme très-nuisible. Si cependant le
cas l'exige impérieusement, ouvrez la veine, mais
ne prescrivez pas l'application des sangsues, dont
on se trouve très-mal dans ces circonstances.

En terminant ce travail, je dois dire que je n'ai
retiré aucun avantage des deux moyens suivants
généralement employés :

1° Exutoires. Quand je les trouve établis sur
les malades qui réclament mes soins, je ne les
fais pas supprimer, parce que si la maladie suivait une marche fatale, on ne manquerait pas de
l'attribuer à la suppression des exutoires. Mais,
je doute qu'ils aient rendu jamais le moindre service dans la phthisie, et je ne les conseille jamais.
C'est un spectacle affligeant de voir de malheureux
phthisiques à la maladie desquels on a ajouté l'incommodité douloureuse et dégoûtante de cautères sous la clavicule.

2°. Le lait d'ânesse. J'ai presque toujours été

forcé d'y renoncer à cause de sa digestibilité difficile. Il diminue ou supprime l'appétit des malades, et dans ma manière de voir, c'est une condition fâcheuse.

FIN

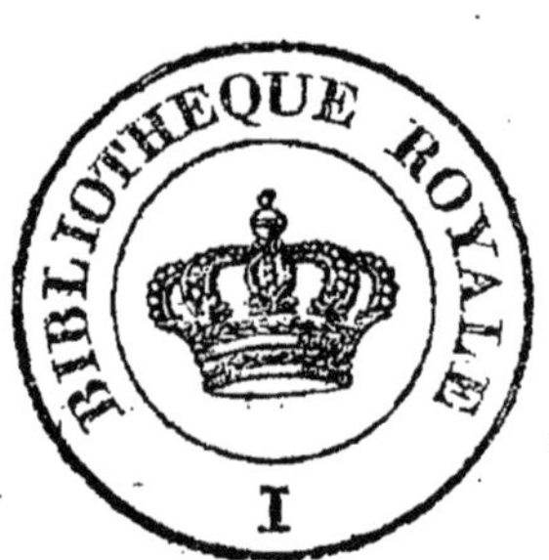

LETTRE ADRESSÉE

A M. LE RÉDACTEUR EN CHEF

DU BULLETIN GÉNÉRAL DE THÉRAPEUTIQUE

SUR LE TRAITEMENT

DE LA PHTHISIE PULMONAIRE

EMPLOYÉ

PAR M. LE D^R. AMÉDÉE LATOUR.

Monsieur et très-cher confrère,

C'est avec une bien vive satisfaction que j'ai lu, dans le dernier numéro de votre excellent recueil, la note sur le *traitement prophylactique de la phthisie pulmonaire*, par M. le docteur Paris, à Gray. Aussi, est-ce moins pour revendiquer la priorité des opinions formulées dans ce travail que j'ai l'honneur de vous adresser cette lettre, que pour vous exprimer tout le plaisir que j'éprouve de voir se propager et se répandre parmi les praticiens des doctrines que j'ai soutenues de tous mes efforts. Cependant, je ne puis m'empêcher de faire observer à M. le docteur Paris que toutes les propositions émises dans son travail ont été très-explicitement posées par moi, il y a bientôt trois ans, dans la *Gazette des médecins praticiens*, et, plus récemment, dans ma brochure sur le TRAITEMENT PRÉSERVATIF ET CURATIF DE LA PHTHISIE PULMONAIRE [1]. Dans ces diverses publications, j'ai dit, et je crois avoir prouvé :

---

[1] Brochure in-8o, 1840. — Prix : 3 fr. Chez l'auteur, rue Bergère, n° 21.

1° Que la phthisie pulmonaire n'est jamais une affection seulement locale ;

2° Que toujours elle est liée à une altération de la principale fonction de l'économie, la nutrition, et que cette altération de la nutrition détermine elle-même une altération particulière du sang, qui entraîne consécutivement la sécrétion tuberculeuse ;

3° Que cette altération du sang consiste principalement dans l'appauvrissement de ce fluide ;

4° Que tout traitement de la phthisie qui tend à augmenter cet appauvrissement (saignées, diète, régime lacté, etc.), est essentiellement contraire aux véritables indications thérapeutiques ;

5° Que le régime tonique, une alimentation fortement réparatrice, l'exercice, l'insolation et le grand air, sont des agents puissants de guérison ;

6° Que cette guérison, dans un bon nombre de cas que j'ai cités, je l'ai obtenue à l'aide de ces moyens et de l'emploi gradué du *chlorure de sodium* ;

7° Enfin, j'ajoute que les guérisons obtenues par moi remontent à quatre ans, trois ans, deux ans, un an, qu'elles se sont très-bien soutenues jusqu'à présent, que tous les jours j'ai l'occasion d'être témoin de nouveaux et très-intéressants résultats, dont la publication sera l'objet d'un travail étendu que je prépare sur ce sujet.

Donc, tout en rendant hommage à la justesse et à l'opportunité des sages réflexions de M. le docteur Paris sur le traitement généralement suivi dans la tuberculisation pulmonaire, il m'est impossible d'admettre sa triste et décourageante pensée : « et cependant la phthisie pulmonaire est aussi incurable que jamais. » Les faits nombreux que je possède aujourd'hui s'élèvent avec force dans mon esprit contre cette doctrine de fatalisme médical ; et, pour ne pas abuser de l'espace que vous voulez bien m'accorder, permettez-moi de livrer aux méditations de vos lecteurs le fait suivant, qui me semble capital.

M. E... N..., artiste peintre, âgé de vingt-huit ans, petit-fils de l'un de nos plus célèbres archéologues, se présenta à ma consultation, le 24 janvier dernier, dans l'état suivant : figure maigre et pâle, pommettes saillantes, yeux excavés et brillants, essoufflement considérable, toux fréquente. J'apprends du malade qu'il a toujours joui d'une bonne santé jusqu'à l'âge de vingt-six ans ; qu'à cette époque, sans autre cause apparente qu'un excès de travail, et après un rhume intense, il a continué de tousser, il a maigri, il s'est affaibli, et que depuis lors, sa santé a été toujours en déclinant, Il s'est marié, il y a un an , malgré les conseils des médecins, et il ne croit pas que le mariage ait modifié fâcheusement sa position. Il y a deux mois, il a eu un crachement de sang abondant, trois semaines après, il en a eu un autre moins fort, et, il y a trois jours, il en a éprouvé un troisième à peu près aussi abondant que le premier. Il a la fièvre tous les soirs, il sue la nuit, la toux est fréquente et revient par quintes qui donnent lieu, le matin surtout, à une expectoration abondante qu'il dit être blanchâtre et mêlée de beaucoup d'eau ; l'appétit est médiocre, il n'a pas de dévoiement. Du reste, le malade a été soumis à toute la rigueur du traitement antiphlogistique ; il a été saigné deux fois, il ne mange que des viandes blanches, prend le lait d'ânesse, et s'est gorgé de béchiques et de potions gommeuses. — Son père et sa mère sont morts jeunes de maladies qu'il ne peut caractériser ; il n'a ni frère ni sœur.

L'examen de la poitrine me donne les résultats suivants : le son est clair et normal à droite dans toute l'étendue de ce côté ; il est obscur et mat sous la clavicule gauche ; le murmure vésiculaire est normal à droite, il est un peu rude au sommet, et l'expiration y est cependant manifestement prolongée ; à gauche et au sommet du poumon, le bruit vésiculaire a disparu, la respiration est évidemment bronchique, mêlée de quelques runchus ; sous l'aisselle et dans la fosse sous-épineuse du même côté, on entend un peu de gargouillement limité dans un espace très-circonscrit. La voix est retentissante à gauche.

Voilà bien les principaux signes physiques, les symptômes locaux et généraux de la phthisie pulmonaire arrivée à ce degré assez avancé où l'expérience apprend qu'elle suit inévitablement sa marche fatale. Il en a été autrement pour ce malade à qui je prescrivis le traitement et le régime suivants :

Pilules selon ma formule:

Chlorure de sodium. . . . . 10 grammes.
Tannin pur. 10   id.
Conserve de roses et poudre de gomme, Q. S. pour 100 pilules.

A prendre une pilule toutes les heures pendant un mois.

Infusion de quinquina, alternant avec une infusion de safran , à prendre par petites tasses fréquemment dans la journée.

Usage de cresson tous les jours ; alimentation forte, viande de bœuf et de mouton grillée ou rôtie, potages gras, un peu de vin vieux aux repas, distractions, exercice au grand air et au soleil.

Le 9 mars, moins d'un mois et demi après, j'ai revu M. E... N..., qui a très-exactement suivi mes prescriptions. La santé de ce jeune homme a subi une modification complète ; il ne tousse plus, il crache à peine , il n'a plus de sueurs nocturnes, l'appétit est très-bon, l'embonpoint est sensiblement revenu, il a repris ses travaux interrompus sans en éprouver de fatigue. Enfin, le 18 août, j'ai revu ce jeune homme, qui présentait toutes les apparences d'une santé parfaite.

Si vous pensez comme moi, Monsieur et très-cher confrère, que c'est bien là un exemple de phthisie enrayée dans sa marche funeste, vous serez fidèle aux errements de votre utile publication en propageant un mode de traitement si facile, et, dans tous les cas, complétement exempt de danger.

Agréez, etc.

Amédée LATOUR.

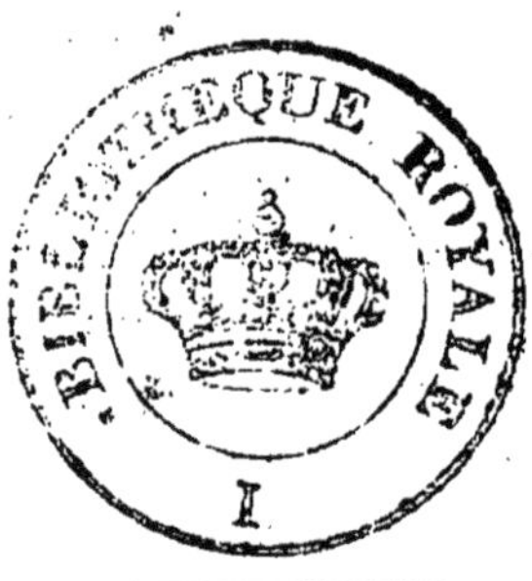

Extrait du **BULLETIN DE THÉRAPEUTIQUE.**
(LIV. des 15 et 30 SEPTEMBRE 1841.)

Imprimerie de Ducessois, 55, quai des Grands-Augustins,
près le Pont-Neuf.